Bettina-Nicola Lindner

Kurkuma

Entzündungshemmer
Zellschutz
Schlankmacher

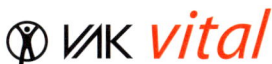

VAK Verlags GmbH
Kirchzarten bei Freiburg

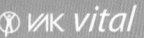

Vorbemerkung des Verlags
Dieses Buch dient der Information über Möglichkeiten der Gesundheitsvorsorge und
Selbsthilfe. Wer sie anwendet, tut dies in eigener Verantwortung. Autorin und Verlag
beabsichtigen nicht, Diagnosen zu stellen und Therapieempfehlungen zu geben.
Die Informationen in diesem Buch sind nicht als Ersatz für professionelle medizinische
Behandlung bei gesundheitlichen Beschwerden zu verstehen.

Bibliografische Information der Deutschen Bibliothek
Die Deutsche Bibliothek verzeichnet diese Publikation
in der Deutschen Nationalbibliografie; detaillierte bibliografische Daten
sind im Internet über http://ddb.d-nb.de abrufbar.

VAK Verlags GmbH
Eschbachstraße 5
79199 Kirchzarten
Deutschland
Das komplette Verlagsprogramm mit Leseproben finden Sie im Internet unter:
www.vakverlag.de

5. Auflage 2017
© VAK Verlags GmbH, Kirchzarten bei Freiburg 2014
Lektorat: Nadine Britsch
Fotos:
© Microsoft ClipArts: 5, 7, 8, 9, 11, 12, 14, 15, 16, 17, 18
Fotolia: 1 und 19 © tropper 2000; 2 © fyle; 3 © leiana; 4 © Gennadiy Poznyakov;
    6 © Josep Renalias; 13 © underdog studios; 20 © andrii gorulko; 21 © HLPhoto;
    22 © Comugnero Silvana; 23 © alleshinv; 24 © davidevison; 25 © Intellistudies;
    26 © Thomas Francois
Umschlagdesign: Hugo Waschkowski, Freiburg
Umschlagfoto: © fkruger, fotolia.com
Reihenlayout: Karl-Heinz Mundinger, VAK
Satz: Goar Engeländer, www.dametec.de
Druck: MediaPrint GmbH, Paderborn
Printed in Germany
ISBN 978-3-86731-150-2

Inhalt

Das gelbe Multitalent aus Asien 7

5000 Jahre: Die Geschichte einer heiligen Wurzel 10

Die Heilpflanze Gelbwurz – die Biochemie 13

Kurkuma im Ayurveda 17

Kurkuma in der TCM 22

Kurkuma in der Gewürzheilkunde 24

Neue Forschungen zur Heilwirkung von Kurkumin 28

Interview mit Dr. Bodo Köhler 54

Gesundheitsfaktor Entgiftung 59

Anwendungen und Darreichungsformen 63

Nebenwirkungen und Kontraindikationen 66

Gesunde Tipps für die Hausapotheke 68

Verstärkereffekt mit Pfeffer und Fett 70

Leckere Rezepte aus der Kurkuma-Küche 72

Ein sanftes Aphrodisiakum 80

Traditionen mit Kurkuma 81

Kurkuma und die Homöopathie 83

Das Geheimnis der Kurkuma 84

Ausblick 89

Literatur und Quellen 91

Über die Autorin 94

Dieses Buch widme ich der Kurkuma selbst.
Während ich über diese Wurzel voller Wunder schrieb,
hat sie mich ein Stück verwandelt
und mich mir ähnlicher gemacht.
Danke.

Das gelbe Multitalent aus Asien

*Die Naturwissenschaftler kennen die Zweige des Baumes
des Wissens, aber nicht seine Wurzel.
Die Mystiker kennen die Wurzel des Baumes des Wissens,
aber nicht seine Zweige.
Die Naturwissenschaft ist nicht auf die Mystik angewiesen.
Und die Mystik nicht auf die Naturwissenschaft.
Doch die Menschheit kann auf keine der beiden verzichten.*

Frithjof Capra

Sie trägt den Ehrentitel „Königin der Gewürze" und doch ist sie ist weit mehr als nur ein Würzmittel. Seit Tausenden von Jahren wird Kurkuma in der ayurvedischen Medizin und in der traditionellen chinesischen Medizin (TCM) als Heilmittel verwendet. Unzählige Studien belegen ihre vielfältigen Wirkungen bei entzündungsbedingten Erkrankungen, Leber- und Darmerkrankungen, Krebs und Alzheimer. Die „Sonnenwurzel" bringt Galle und Leber in Schwung, regt den Stoffwechsel an, stillt Schmerzen, ist antiseptisch, keimtötend, abschwellend und blutreinigend, bringt die Konzentration und die Erinnerung zurück und vieles mehr. Forscher der City University of New York fanden inzwischen (2016) heraus, dass Kurkumin traumatische Erinnerungen löschen und Ängste beseitigen kann. Der gelbe Powerstoff sorgt sogar dafür, dass sich keine neuen traumatischen Muster im Gehirn festsetzen können, was u.a. sehr wichtig bei der Behandlung von PTBS (Posttraumatische Belastungsstörung) sein kann.

© 1

Seit mehr als 50 Jahren wird die Gelbwurz nun wissenschaftlich untersucht. Und es gibt bis heute geschätzte 3700 Studien zu diesem bemerkenswerten Gewürz. Kurkumin, der für die Heilwirkung wichtigste Inhaltsstoff der Knolle, gilt heute als der international am besten erforschte natürliche Wirkstoff.

Nicht enden wollende Auflistungen über Heilwirkungen zeigen, dass die Kurkuma schon fast zu einem Wundermittel geworden ist, nicht nur in der alten indischen Medizin, sondern auch in der modernen Schulmedizin.

Die bescheidene Knolle aus feuchtheißen, asiatischen Erdtiefen wird heute mit neuesten High-Tech-Verfahren bis ins in Kleinste analysiert. Fast alle großen Pharmakonzerne widmen sich seit Jahren dem Wirkungsradius der Curcuminoide, insbesondere dem Kurkumin. Die Forschung, hier insbesondere die Zellforschung, ist zwar immer noch im Fluss, aber die Aussichten sind schon jetzt vielversprechender als bei jedem anderen Naturstoff zuvor. Kurkuma könnte demnächst unser Gesundheitssystem revolutionieren – und viele Medikamente würden möglicherweise gegen die Gabe von Kurkumin eingetauscht. Doch das ist noch Zukunftsmusik.

Als Journalistin schreibe ich seit vielen Jahren über Heilmittel aus der Natur. In heilkundlichen Kursen habe ich mich oft mit der Heilkraft von Pflanzen beschäftigt. Für jede Krankheit legt uns Mutter Natur zahlreiche Heilstoffe verschwenderisch vor die Füße. Jede Pflanze birgt einen individuellen Schatz an Heilung in sich.

Und doch hebt der Schatz der Kurkuma sich hier als außergewöhnlich hervor, meine ich. Noch nie habe ich mich mit einer Pflanze, ja einer Heilmittel-Sage fast schon, befasst, die so vielschichtig wirkt und bei so unglaublich vielen Krankheits- und Beschwerdebildern helfen kann.

Und das ist noch nicht alles. Die Kurkuma ist auch eine erstaunliche Chance für unsere seelisch-geistige Entwicklung. In den alten vedischen Schriften heißt es, dass Kurkuma „Ojas" (die spirituelle Energie) steigert und den Menschen „Sattva" bringt. Sattva ist eine Qualität, die uns Essenz (also das Wesentliche), Licht, Balance und Verständnis bringt. Die Kurkuma ist also eine wunderbare Heilerin, die uns zu einem gesünderen und erfüllteren Leben führen kann. Und sie könnte Initiatorin sein für eine neue Sichtweise des Heilens auch im Westen.

Die Inder nennen sie Nisha, das bedeutet: „so schön wie die sternenklare Nacht", und sie bezeichnen sie als heilige Wurzel. Ich kann mich dieser Sichtweise nur anschließen: Die Wurzel, die während ihres Wachstums tief in der Erde niemals die Strahlen der Sonne erblickt, leuchtet aus sich selbst heraus und gibt ihr Leuchten an uns weiter, wenn wir es wollen.

Tatsächlich hätte dieses Buch viel weniger Seiten, wenn ich nur die wenigen Krankheiten hätte aufzählen müssen, die Kurkuma *nicht* heilen kann. Doch das ergäbe wenig Sinn.

Kommen Sie also mit mir auf eine Reise zur genialen Kurkuma – es lohnt sich!

5000 Jahre: Die Geschichte einer heiligen Wurzel

Es gibt sie schon sehr lange: In den alten Schriften der indischen Veden wurde die Kurkuma bereits vor 5000 Jahren als Heilmittel beschrieben. Kurkuma war damals eines der wichtigsten Gewürze, und sie galt auch als Glücksbringer.

Die Gelbwurz gehörte auch zu den rund 250 Heilpflanzen, die in einer Reihe medizinischer Abhandlungen bereits 3000 Jahre vor Christus erwähnt und in Keilschrift auf Steintafeln niedergeschrieben wurden. Die wertvollen Tafeln wurden von dem assyrischen König Assurbanipal (669–627 v. Chr.) gesammelt – und so konnte das uralte Wissen für uns heute überliefert werden. Der englische Archäologe R.C. Thompson veröffentlichte sie Mitte des 20. Jahrhunderts unter dem Titel *A Dictionary of Assyrian Botany*.

Indien verbraucht nach wie vor den Löwenanteil der Kurkuma-Welternte, nämlich rund 80 Prozent, und ist ebenso dessen größtes Anbauland. In Asien ist die Kurkuma seit Jahrtau-

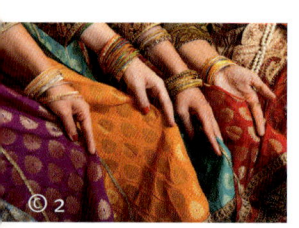
© 2

senden als traditionelles Heilmittel bekannt und wird dort bis heute außergewöhnlich häufig und in großen Mengen vor allem beim Kochen verwendet. Im Volksglauben galt die seit Jahrtausenden verehrte Kurkuma auch als magisches Mittel, das man zum Schutz vor bösen Geistern bei sich trug. Die Kurkuma wird heute noch in vielen Hindu-Ritualen in den Tempeln und bei traditionellen Feiern (z.B. bei „Holi" einem mystischen Frühlingsfest) vor allem in Südindien verwendet, weil ihre gelbe Farbe die Sonne symbolisiert.

Kurkuma in Europa

Nach Europa kam die Zauberknolle erst ziemlich spät. Eine frühe Erwähnung findet die Heilwurzel zwar in der Abhandlung des griechischen Arztes Dioskurides* *Über Heilmittel*. Sie wurde aber wahrscheinlich erst im 13. Jahrhundert nach Europa gebracht, und zunächst wohl nur als Gewürz. Marco Polo schrieb damals, dass die Kurkuma eine Frucht sei, die dem Safran gleiche. Eine Aussage, die Kräuterkundigen und Köchen allerdings schwer im Magen liegen dürfte, denn geschmacklich (und preislich) liegen Welten zwischen diesen beiden gelben Würzmitteln. Dennoch scheint eine Verbindung zwischen den zwei Gewürzen zu bestehen. Der lateinische Name *curcuma* lässt sich vom arabischen *kurkum* ableiten, was Safran bedeutet. Und oft wird die Gelbwurz auch „Indischer Safran" genannt.

Im Jahr 1613 berichtet Tabernaemontanus (Botaniker und Mediziner aus Bad Bergzabern), dass die Kurkuma gegen „kalte Schwachheiten" von Magen, Leber und Milz nütze. Seit 1748 wurde die indische Wurzel dann als Universalmittel bei Leber- und Gallenleiden angepriesen. Das Pulver wird häufig in der Küche verwendet. Was nicht nur gut für die Verdauung ist, sondern auch für die Hygiene. Denn die Kurkuma wirkt gegen Keime, was in heißen Ländern besonders nützlich ist.

Außer als Gewürz und zum Färben von Speisen fand Kurkuma bis ins 20 Jahrhundert auch zum Färben von Papier, Firnissen und Salben Anwendung. Kurkumapapier diente in der Chemie als Indikatorpapier auf Alkalien. Die Griechen färbten damit ihre Kleider, genauso wie die Färber des Mittelalters, die durch die Mischung mit Indigoblau ein sehr schönes Grün zauberten.

---

* Dioskurides war der berühmteste Pharmakologe des Altertums und lebte im 1. Jahrhundert.

Auch als Lebensmittelzusatzstoff E 100 (z. B. in Senf) ist die gelbe Wurzel bekannt. Bis heute ist dieser Heilschatz aus dem Osten in der westlichen Welt nur spärlich in der Funktion als Küchen-Gewürz angekommen. Und das Augenmerk der Wissenschaftler richtet sich erst seit Anfang dieses neuen Jahrtausends auf die Kurkuma als geniales neues Heilmittel, dies aber ziemlich intensiv!

Eine Heilpflanze ohne Patent

Die therapeutischen Anwendungen von Kurkumin sind für große Pharmakonzerne, die Anträge auf Exklusiv-Patente eingereicht haben, von großem Interesse. Aufgrund seines natürlichen Ursprungs und seiner ausführlich dokumentierten traditionellen Verwendung wurden diese (bisher zahlreich eingegangenen) Anträge auf Exklusiv-Patente allerdings abgelehnt. So ist Kurkumin bis heute nicht patenrechtlich geschützt und kann weltweit frei vertrieben werden. Dies ist für aufgeklärte und gut unterrichtete Verbraucher von großem Vorteil.

Die Heilpflanze Gelbwurz – die Biochemie

Die gelbe Wurzel gehört zur Familie der Ingwergewächse und stammt ursprünglich aus Indien, Vietnam und Java. Die Sonnenknolle wird in Südasien schon seit Jahrtausenden wegen ihrer kräftigen sowie antiviralen, entzündungshemmenden und antibakteriellen Eigenschaften als Gewürz für die tägliche Küche und als Heilmittel bei Magen-Darm-Erkrankungen und Hautleiden verwendet.

Auf Sanskrit heißt die Kurkuma „Harida" (wörtlich: Hautelixier), der lateinische Begriff lautet *Curcuma longa* und *C. Xanthorrhiza*, auf Deutsch heißt sie „Gelbwurz" und im Englischen „turmeric" – und sie ist in der westlichen Naturmedizin bisher vor allem als gallebildend (Choleretikum), den Gallefluss steigernd (Cholagogum) und verdauungsfördernd (Karminativum) bekannt. Die gelbe Wurzel ist bewährt gegen Schwächen und Stauungen von Leber, Galle und im Magen-Darm-Trakt. Die Kommission E (vom deutschen Gesundheitsministerium eingesetzte Kommission zur Bewertung der Wirksamkeit von Präparaten auf pflanzlicher Basis) und die Weltgesundheitsorganisation (WHO) bestätigen die Wirksamkeit der Wurzelstöcke von Kurkuma zur Behandlung von Dyspepsie, das heißt von Verdauungsstörungen wie Magenbeschwerden, Übelkeit, Appetitverlust oder Völlegefühl sowie von Entzündungen des Verdauungssystems.

Die Kurkuma ist eine wunderschöne, mehrjährige Pflanze. Sie treibt aus einem knolligen Wurzelstock lange, kräftig gestielte Blätter und eine dichte Ähre aus gelben, rosa- oder pinkfarbenen Blüten.

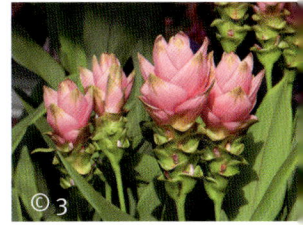
©3

Die fleischigen Wurzeln entwickeln mehrere knollenförmig verdickte Nebenwurzelstöcke und Seitenwurzeln, aus denen sich neue Pflanzen bilden. Für die Gewinnung des Wurzelpulvers werden die nach dem Welken der Blätter geernteten birnenförmigen Knollen und die langen Äste des Wurzelstocks verwendet. Vor der Trocknung werden die Wurzelstöcke mit heißen Wasser überbrüht, um ein Austreiben zu verhindern. Dadurch verkleistert die Stärke, der austreibende Farbstoff färbt das Gewebe orangegelb und verleiht dem Wurzelstock eine hornartige Beschaffenheit. Der Geschmack der Wurzel ist würzig, leicht scharf – und etwas modrig, weshalb sie oft auch als Zutat in Gewürzmischungen mit intensiven anderen Gewürzen (z. B. in Curry) auftaucht, die diese Eigenart gut „übertünchen".

Die wichtigsten Inhaltsstoffe der Kurkuma

Die Kurkuma ist in ihrer Gänze zwar noch lange nicht erforscht, aber mit ihren mehr als 10 000 chemischen Substanzen und über 600 potenten Heilstoffen gilt sie auch jetzt schon fast als Universalheilmittel. Sie enthält bis zu 5 % ätherische Öle und bis zu 3 % ihres Hauptwirkstoffes Kurkumin, der auch für die gelbe Färbung verantwortlich ist. (Ausnahme: In der Gegend von Alleppy, Südindien oder Java geerntete Kurkuma weist den höchsten Wirkstoffgehalt von mehr als 5 % auf.) Es ist vor allem das Kurkumin, das das weltweite Interesse der Forscher seit Jahren fesselt.

Die gelbe Wurzel entwickelt ihren Stoff Kurkumin vor allem zum eigenen Schutz vor mikrobiellen Krankheitserregern und größeren Fressfeinden. Kurkuma wächst unter extremen Bedingungen heran – im dunklen, modrigen Boden und unter glühender Sonne. So ist sie gezwungen, sich ständig gegen Tausende natürliche Feinde zu wehren, und entwickelt aus diesem Umstand heraus den einzigartig kraftvollen und vielseitigen Wirkstoff Kurkumin. Curcuminoide zählen zu den stärksten Giftstoffen in der Natur!

Die Kurkuma enthält mehr als 90 aktive Inhaltsstoffe, von denen viele gleich mehrfach gesund sind:

Beispielsweise enthält die Gelbwurz die Vitamine B_1, B_2, B_3, B_5, B_6, Vitamin C, K, A, E sowie Folsäure und Cholin. An Mineralstoffen bietet sie Magnesium, Kalzium, Kalium, Phosphor, Kupfer, Zink, Selen und Mangan. Hier ist besonders der hohe Kaliumanteil hervorzuheben, der für die ausreichende Versorgung der Zellen mit Wasser und Nährstoffen sorgt. Zugleich kurbelt das Mineral unseren Stoffwechsel in allen Körperzellen an.

Weitere Inhaltsstoffe sind Carotinoide, Xanthophylline und Carotine, Xanthorrizol, ätherisches Öl mit Tumeron, Tumerol und Zingibeeren, Cox-2-Hemmer (Schmerzmittel, das auch in Aspirin enthalten ist), 1,8-Cineol und andere Monoterpene (Bestandteile ätherischer Öle).

Nicht zu vergessen sind die Curcuminoide! Das sind natürliche Polyphenole (gesundheitsfördernde sekundäre Pflanzenstoffe), die die Zellkommunikation verbessern, die Prostaglandine und Cytokine senken und dadurch Entzündungen mindern. Sie verleihen der Kurkuma übrigens auch ihre typisch gelborange Farbe.

Kurkumin

Kurkumin ist das vorherrschende Curcuminoid in Kurkuma und die aktivste biologische Substanz.

Der Wirkstoff ist u.a. ein starkes Antioxidans (eine chemische Verbindung, die eine unerwünschte Oxidation anderer Substanzen verhindert), das die Entartung von Zellen verhindert. Antioxidanzien sind besonders wichtig in ihrer Funktion als

Radikalfänger. Sie inaktivieren im Körper reaktive Sauerstoff-spezies (ROS), deren übermäßiges Vorkommen zu oxidativem Stress führt. Oxidativer Stress gilt als mitverantwortlich für den Alterungsprozess und ist an der Entstehung zahlreicher Erkrankungen beteiligt. Außerdem verhindert das Kurkumin, dass Giftstoffe mit Körpergewebe reagieren. Kurkumin wird auch mit einer verbesserten Zellkommunikation in Verbindung gebracht.

Alle Inhaltsstoffe der Kurkumaknolle wirken synergistisch, sodass die gesamte Heilpflanze wirksamer ist als jeder isolierte Inhaltsstoff allein.

Die wichtigsten Wirkungen der Zauberwurzel sind im Folgenden aufgelistet. Kurkuma:

- senkt den Blutdruck
- wirkt krebshemmend
- schützt unsere Zellen
- schützt und stärkt die Leber
- wirkt entzündungshemmend
- wirkt cholesterin- und lipidsenkend
- stärkt das Immunsystem
- wirkt antibakteriell
- hemmt die Bildung von Pilzen
- reguliert die genetischen Schaltkreise
- wirkt sauerstoffanreichernd
- fördert die Heilung
- wirkt entgiftend auf den Körper
- schützt das Nervensystem
- wirkt chemopräventiv
- fördert den Gallenfluss
- wirkt gegen Minderdurchblutung (Ischämie)
- wirkt wie ein natürliches Insektizid

Kurkuma im Ayurveda

Die farbenfrohen Bilder, die wir mit Ayurveda verbinden (Sonne, Strand, Meer, lächelnde, indische Therapeutinnen, ölglänzende Körper auf Massageliegen, Blütenschmuck und meditierende Menschen) sollten uns nicht täuschen: Ayurveda ist weit mehr als Wellness. Ayurveda ist das älteste Heilsystem der Welt und heißt übersetzt: „Das Wissen vom Leben."

Im Ayurveda ist Kurkuma eine Art Allheilmittel des Volkes und hat ein sehr breites Wirkungsspektrum. In Indien gehört die Gelbwurz zu fast jedem Essen und im Haus oder Tempel zu jeder religiösen Zeremonie.

Die ayurvedische Medizin verwendet die Gelbwurz als natürliches Antibiotikum. Die „Sonnenwurzel" wirkt den alten indischen Lehren nach antiseptisch, blutreinigend und entgiftend und wird daher bei Infektionskrankheiten, Vergiftungen und Schwächezuständen eingesetzt. Kurkuma stärkt den Magen, fördert den Stoffwechsel und die Eiweißverdauung, behebt Unter- wie auch Überfunktionen der Verdauung und verbessert die Darmflora. Sie wird eingesetzt bei Übelkeit, Verstopfung, Koliken, Blähungen, Dickdarmentzündungen und Hämorrhoiden. Gelbwurz wirkt stimulierend auf das Nervensystem und stärkt

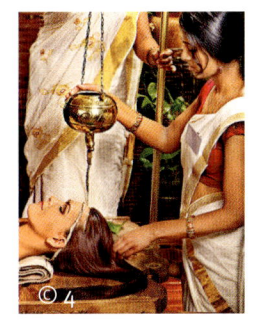

den Geruchssinn. Es ist ein geeignetes Mittel bei Gliederschmerzen, Nervenschmerzen, Augen- und Ohrenentzündungen sowie Schwindel. Sie erwärmt und regt die Neubildung des Blutes an und wird daher bei Anämie und schlechter Durchblutung eingesetzt. Durch ihre auswurffördernde Eigenschaft eignet sie sich bei Asthma, Husten, Bronchitis, Nebenhöhlenentzündung und

Grippe. Aufgrund der wundreinigenden und wundheilenden, antiallergischen und entzündungshemmenden Wirkung wird die Gelbwurzel auch bei Verstauchungen, Zerrungen, Prellungen, Ekzemen, Gürtelrose, Allergien und Juckreiz angewendet. Weitere Anwendungsgebiete sind Diabetes, Gebärmutterentzündung, Harnzwang, Ödeme, Arthritis und Menstruationsprobleme sowie Gelbsucht.

Die Kurkuma schafft das Kunststück, den Körper zu reinigen und *gleichzeitig* zu stärken. Ein wertvolles Geschenk der Natur.

In der alten vedischen Schrift *Charaka Samhita* wird die Gelbwurz (Haridra) als „Lekhaniya" (Fett abbauend, schlank machend), „Kushthaghna" (entzündliche Hauterkrankungen heilend) und „Vishaghna" (Gifte neutralisierend, als Gegengift wirkend) beschrieben.

Ayurvedische Eigenschaften

Die Grundeigenschaften sind leicht und trocken. Der Geschmack ist bitter, zusammenziehend und scharf. Die energetisierende Wirkung ist erhitzend (wirkt reinigend und energiespendend), die Verdauungswirkung ist scharf. Alle drei Doshas werden ausgeglichen.

Die drei Doshas – das steckt dahinter

Eine zentrale Bedeutung besitzt im Ayurveda die Lehre der Doshas, der drei kosmischen oder energetischen Grundkräfte (Vata, Pitta, Kapha – hervorgegangen aus den 5 Elementen Äther, Luft, Feuer, Erde und Wasser), die in der ganzen Natur sowie im Menschen wirksam sind.

Vata ist im Menschen verantwortlich für alle willkürlichen und unwillkürlichen, körperlichen und intellektuellen oder mentalen Bewegungsabläufe, Empfindungen, Sinneswahrnehmungen und Verhaltensreaktionen.

Pitta regelt den Stoffwechsel, den Energie- und Wärmehaushalt im Körper und beeinflusst auch unseren Mut und Intellekt, unsere Heiterkeit und Klarheit oder Sehkraft.

Kapha strukturiert den Körper, steht für seine Energiespeicher, gibt ihm Geschmeidigkeit, Ausdauer und Widerstandskraft, sexuelle Potenz und Fruchtbarkeit. Geduld, Bescheidenheit gehören zu seinen Eigenschaften.

Das individuelle Gleichgewicht dieser drei Kräfte im Menschen ist für seine Gesundheit und Lebenskraft entscheidend. Kurkuma wirkt ausgleichend auf alle drei Doshas und ist daher sehr wertvoll für die ayurvedische Behandlung.

Behandelt wird der Mensch, nicht das Symptom

„Krankheit ist immer Ausdruck eines Ungleichgewichts, das den ganzen Organismus betrifft." Das sagt einer, der es wissen muss: Der Mediziner Dr. Ulrich Bauhofer, Ayurveda-Arzt in München, gilt als einer der führenden Ayurveda-Spezialisten außerhalb Indiens. Als erster westlicher Arzt hat er das uralte Heilwissen aus dem Osten in Europa bekannt gemacht und für hiesige Verhältnisse aufbereitet. „Die Qualität unserer Gesundheit hängt von der Intaktheit unserer Regulationssysteme ab. Leben bedeutet dauernde Veränderung und der Körper passt sich mithilfe seiner zahllosen Regulationsmechanismen unablässig an, um die innere Balance zu wahren – z. B. wenn er Viren und Bakterien abwehrt, die Körpertemperatur reguliert oder die Nahrung verstoffwechselt." Bauhofer vergleicht den Organismus gerne mit einer „Feder und ihre Elastizität entspricht unseren Regenerations- und Heilmechanismen. All unsere kleinen Vergehen (zu schweres Essen, Stress, zu wenig Schlaf, Nikotin u. a.) hängen sich wie Gewichte an diese Feder und leiern sie auf Dauer aus – der Mensch wird krank. Zum Beispiel ist bei diesem Vergleich der Prozess des Alterns nichts anderes als der Verlust an Elastizität. Die ayurvedische Medizin versucht nun durch ein weites Spektrum natürlicher ganzheitlicher Behandlungsverfahren die Elastizität wiederherzustellen. Dann kann der Organismus sich wieder selbst regulieren, denn bei jeder Form der Therapie muss den eigentlichen Heilvorgang der Körper immer selbst vollziehen".

„Der ayurvedische Arzt behandelt nicht ein Symptom, sondern den Menschen, der die Krankheit hat", macht Bauhofer deutlich. „Wenn jemand zu mir in die Praxis kommt, klagt er meist über mehrere Symptome, z. B. über Bluthochdruck, Sodbrennen und Schlaflosigkeit. Über die Pulsdiagnose, eine ausführliche, auch schulmedizinische Anamnese und eine Untersuchung spüren wir die Ursache der Harmoniestörung (der Doshas) im Körper auf, aus der sich die Beschwerden entwickelt haben. Im Gegensatz zur Schulmedizin behandeln wir aber nun nicht jedes einzelne Symptom für sich, sondern wir therapieren mit einem individuell verträglichen, breiten Behandlungskonzept immer das Ungleichgewicht, das die verschiedenen Symptome verursacht hat. Ist das Ungleichgewicht beseitigt, verschwinden auch die Symptome."

Über die Gelbwurz sagt Bauhofer: „Die Kurkuma wirkt auf alle drei Doshas harmonisierend und ausgleichend und ist sehr gut für die ayurvedische Therapie geeignet. Sie ist daher auch in vielen ayurvedischen Gewürzmischungen enthalten. Bei Schlafstörungen empfehle ich meinen Patienten eine Gewürzmilch mit Kurkuma und anderen Gewürzen, z. B. Vanille. Krebskranken rate ich begleitend zur schulmedizinischen Therapie (Chemotherapie, Bestrahlung) Kurkumakapseln mit reinem Kurkumapulver einzunehmen. Im Ayurveda arbeiten wir mit der Ganzheit einer Pflanze – und nicht mit herausgelösten Einzelstoffen wie Kurkumin." (Mehr zum Thema Einzelstoff lesen Sie in Kapitel 11.)

Kurkuma in der TCM

Wussten Sie schon, dass im alten China manche Ärzte nur so lange ihren Lohn erhielten, wie ihre Kundschaft keine ernsteren Krankheiten hatte? Klar also, dass Prävention und Anleitungen zu einer gesunden Lebensführung einen hohen Stellenwert hatten – ein wertvoller Denkanstoß für unsere heutigen, westlichen Verhältnisse. Es gibt eine Unzahl von Beschwerden, bei denen die fernöstliche Medizin, deren Ursprünge bis einige tausend Jahre vor Christus zurückgehen, wahre Wunder vollbringt. Mit einem fünffachen Konzept aus Akupunktur, Arzneimitteltherapie, Heilmassagen, individueller Diät und Energiearbeit (Qi Gong) geht es immer darum, die Lebensenergie Qi am Fließen zu halten und die Gegenpole Yin und Yang im Körper zu harmonisieren.

Nahrungsmittel werden in China als Medizin zur Gesunderhaltung und Gesundwerdung angesehen.

Die Kurkuma wird in der traditionellen chinesischen Medizin zur Behandlung von Leberstörungen, Verstopfung und Blutungen verwendet. Die TCM sieht die Wirkung der Gelbwurz in verschiedenen Qualitäten.

© 5

Zum Beispiel bewegt Kurkuma das Blut, was bei Menstruationsbeschwerden wichtig und bei Blutgerinnseln sogar entscheidend ist; Kurkuma tonisiert die Lebensenergie Qi, was bei Beschwerden wie Blähungen und Hämorrhoiden sehr wirkungsvoll ist. Auch bei depressiven Patienten und bei Rheuma wird die Gelbwurzel eingesetzt. Kurkuma hilft laut TCM besonders gut, wenn der Winter zu Ende geht und dem Frühling Platz macht. So kann man die Starre des Winters hinter sich lassen, wieder in leichteren Gang kommen, das Blut reinigen und die Lebensgeister aktivieren.

Besonders beliebt ist Kurkuma übrigens auf Okinawa, der Hauptinsel der Ryukyu-Inselkette im Süden Japans. Unter der Bezeichnung „ucchin" wird die Knolle dort als Heilmittel und Gewürz sehr intensiv verwendet. Die Bewohner von Okinawa sind für ihre hohe Lebenserwartung und die überdurchschnittliche Zahl an Hundertjährigen (34 auf 100 000 Einwohner im Vergleich zu 10 pro 100 000 Einwohner in den USA) berühmt und führen ihre auffallend gute Gesundheit auf den „ucchin" als wesentlichen Bestandteil ihrer täglichen Nahrung zurück.

Kurkuma in der Gewürzheilkunde

Wisse, dass die Kenntnis der Gewürze
die Grundlage aller Kochkunst ist,
der Fels, auf dem alles errichtet ist,
weil die Gewürze das haben,
was den Speisen am besten bekommt.

(Aus einem arabischen Kochbuch)

Gewürze als Mittel, um einer Mahlzeit den letzten Pfiff zu geben, sind uns allzu vertraut. Aber die würzigen Zutaten können noch mehr: Sie sind wunderbare Heilmittel, die – nebenwirkungsfrei – gleichzeitig auf Körper und Seele einwirken. Viele Gewürze regen die Speichelproduktion an. So kann die Nahrung vom Körper besser verwertet werden. Einige Gewürze entschlacken den Körper und fördern die Aufnahme von Vitaminen und Mineralien, andere senken den Blutdruck und entlasten die Leber. Die Wirkung von Gewürzen auf den Körper ist bekannt. Die unbekanntere Variante der sogenannten Spice-Therapie liegt gleichzeitig auch im geistig-seelischen Bereich: Gewürze geben über unsere Geruchs- und Geschmacksnerven „Heilimpulse" an den Körper. Unsere Sinnesorgane leiten diese Reize an unser Gefühlssystem im Gehirn weiter, an das limbische System. Dort werden dann verstärkt Glückshormone ausgeschüttet, die sowohl körperliche als auch seelische Störungen lindern können. Viele chronische Krankheiten werden durch die seelischen Wirkungen der Würzmittel verbessert. Bei Ekzemen z.B. wird durch Kurkuma sowohl die körperliche Heilung der Haut bewirkt als auch die Heilung der Psyche gefördert.

Kleine Gewürzgeschichte

Vor 50 000 Jahren haben die Steinzeitmenschen vermutlich bereits Gewürze zu magischen und kultischen Zwecken und zum Würzen von rohem Fleisch verwendet. Vor 5000 Jahren wurden die ersten Schriften über Gewürze verfasst. In Ägypten, in China, in Mesopotamien, vor allem aber in Indien, verwendete man Gewürze wie Kurkuma schon sehr früh zur Heilung. Im heilkundlichen System Indiens, dem Ayurveda, spielen Gewürze bis heute eine entscheidende Rolle. Aber auch in Europa ist die Heilkraft der Gewürze seit Tausenden von Jahren bekannt.

In frühen Zeiten waren Gewürze ein ebenso kostbares Gut wie Gold oder Salz. Könige oder reiche Kaufleute schickten Boten auf die gefährlichsten Reisen, um diese Reichtümer zu ergattern. Gewürze waren eine Art, den Luxus zur Schau zu stellen. So wurde z. B. Safran bei Neros Einzug in Rom vor seine Füße gestreut. Mit Pfeffer, Ingwer, Kardamom wurden die Anwälte entlohnt – ein Symbol von Reichtum und Macht.

Paracelsus, Hildegard von Bingen und der „Wasserdoktor" Sebastian Kneipp verordneten Gewürze zur Therapie von Körper und Seele. In den letzten Jahren wird das uralte Wissen der Gewürzmedizin wieder neu entdeckt.

Kurkuma ist mit einem Anteil von 20 Prozent die wichtigste und nicht wegzudenkende Zutat in der Gewürzmischung Curry. Rezepte mit Curry sind ausgesprochen würzig und appetitanregend. Die vielen verschiedenen Gewürze, die verwendet werden, haben eine in der Synergie wohltuende Heilwirkung auf den Körper, denn sie befreien den Organismus von „Hitze und

Giftstoffen". Es gibt unzählige Curry-Gewürzmischungen auf dem Markt, die häufigsten Zutaten sind: Bockshornklee, Chili, Curryblätter, Ingwer, Koriander, Kreuzkümmel, Kurkuma, Pfeffer, Senfsamen und Zimt.

Die folgende Currymischung mit extra viel Kurkuma können Sie selbst mischen:

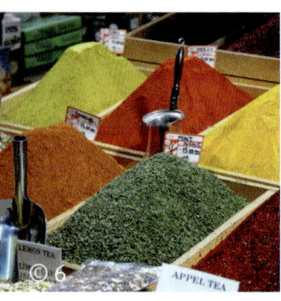

- 3–4 EL Koriandersamen
- 2 TL Kreuzkümmelsamen
- 1 TL schwarze Pfefferkörner
- 1 TL Bockshornkleesamen
- 1 gestrichener TL Ingwerpulver
- 2 EL gemahlene Kurkuma

Rösten Sie die Gewürze ohne Fett in einer Pfanne 20 Sekunden lang bei mittlerer Hitze unter ständigem Rühren. Lassen Sie die Mischung abkühlen und mahlen Sie sie anschließend in einem Mixer oder Mörser sehr fein. Zum Aufbewahren eignet sich ein dunkles Schraubglas. Tipp: Wer es etwas schärfer mag, kann noch etwas getrocknetes Chilipulver dazugeben.

Zutat in berühmten Gewürzmischungen

Der „Safran des armen Mannes", wie Kurkuma scherzhaft genannt wird, ist auch eine Zutat in Senf (Lebensmittelzusatzstoff E 100) und in der britischen Worcestershire-Soße. Und sie ist unersetzliche Beigabe bei berühmten Gewürzmischungen:

- „Berbere" – ein Gewürz für Linsengerichte und Fleisch in Äthiopien und Eritrea

- „Harissa" – eine klassische Mischung aus Tunesiens scharfer „roter Küche"
- „Ras-El-Hanout" – die legendärste Gewürzmischung von ganz Nordafrika
- „Colombo" – eine karibische Rezeptur

Die Sonnenwurzel ist häufig im weltbekannten „asiatischen Kaugummi" *Betelbissen* enthalten, der aus Betelnüssen, Betelblättern (diese enthalten Alkaloide) und gelöschtem Kalk besteht – und dem fast immer noch Gewürze und Ähnliches zugefügt werden. Die Gesamtzahl der heutigen Betelkauer wird auf 450 Millionen Menschen geschätzt. Es ist u. a. in Indien, Nepal, Sri Lanka, auf den Malediven, in Burma, Thailand, Südchina, Malaysia, Taiwan, Indonesien und auf den Philippinen verbreitet.

Die Gelbwurz findet sich auch oft als Zutat in den sogenannten *Orientalischen Fröhlichkeitspillen* und verwandten Zubereitungen, die aus vier Grundbestandteilen zusammengesetzt sind: Opium, Cannabis, Datura-Samen und Gewürzen wie Kurkuma. Diese Kombinationen sind wirkungsvolle psychoaktive Aphrodisiaka, die das Nervensystem gleichzeitig an mehreren Stellen aktivieren. Diese Rezepte stammen aus dem Orient und sind vermutlich sehr alt und gehören noch heute zum Arzneischatz der ayurvedischen Medizin (vgl. Rätsch: *Enzyklopädie der psychoaktiven Pflanzen*, AT-Verlag, S. 771).

Neue Forschungen zur Heilwirkung von Kurkumin

In der *US National Library of Medicine* gibt es unter dem Stichwort „Curcumin" (die internationale Schreibweise) mehr als 5000 Verweise auf wissenschaftliche Publikationen aus aller Welt. Davon stammen die meisten, etwa 4500, aus den vergangenen 15 Jahren. Das Interesse an der möglichen krebshemmenden Wirkung von Kurkuma hat besonders in den letzten Jahren zu einer Flut neuer wissenschaftlicher Untersuchungen geführt, bei denen die schützende Wirkung des Gewürzes vor Infektion, Krebs, Demenz, Magen-Darm-Problemen und mindestens 500 weiteren Krankheiten genauer fokussiert wird.

Vier Eigenschaften der Gelbwurz sind besonders hervorzuheben:

1. entzündungshemmend
2. immunstärkend
3. antioxidativ / zellschützend
4. entgiftend

Wenig bekannt ist bisher, dass Tausende von veröffentlichten und von Experten begutachteten Studien aus vielen Jahren bestätigen, dass Kurkuma genauso gut oder sogar besser, weil nebenwirkungsfrei, wirkt als viele Medikamente, die derzeit auf dem Markt sind. Ein Fakt, der für viele Seiten gewöhnungsbedürftig sein könnte. Durch Kurkuma ersetzt werden könnten z. B. Entzündungshemmer, Blutverdünner, Cholesterinsenker, Antidepressiva, Antidiabetika und Chemotherapeutika. Weitere Informationen hierzu lesen Sie in den folgenden Kapiteln. Wohlgemerkt: Die Forschung ist in allen Bereichen noch offiziell im

Fluss und der Startschuss für solche gravierenden Änderungen in der Medikation wird wohl noch vielfach und vielseits durchdacht werden.

Entzündungs- und Schmerzhemmer

Entzündungen, seien es akute, chronische oder nur unterschwellige, sind die Verursacher der meisten Erkrankungen. Immer mehr Forscher und Mediziner erkennen heute diese Tatsache an. Natürlich muss man auch bei der Ursache „Entzündungen" nochmals tiefer graben, diese kommen ja auch nicht aus heiterem Himmel daher. Entzündungen entwickeln sich durch Entgleisungen des Zellstoffwechsels und diese wiederum durch innere (Psyche) oder äußere (Umwelt) Einflüsse. Diese Kette ließe sich noch weiter, bis ins Unendliche fortsetzen. Bleiben wir nun bei den Entzündungen als greifbarem Auslöser und gemeinsamen Nenner in der Wirkungskette weiterer krankhafter Prozesse.

Viele aktuelle Studien haben bestätigt, dass Kurkuma / Kurkumin ein ausgezeichneter Entzündungshemmer ist und dass sie allein durch diese Eigenschaft vielfachen Nutzen für unsere Gesundheit bei zahlreichen Erkrankungen bringen kann. Der Powerstoff hemmt nachweislich die Synthese der entzündungsauslösenden Prostaglandine (Gewebshormone) und wird daher von der WHO zunächst einmal gegen Rheuma, Arthritis und Arthrose empfohlen. Doch auch bei allen anderen Indikationen, die Thema der nächsten Kapitel sind, spielt die entzündungshemmende Wirkung eine Hauptrolle bei der Heilwirkung der gelben Knolle.

Neuere Forschungen belegen, dass die Gelbwurzel bzw. Kurkumin eine Schmerzlinderung und Abschwellung von Gelenkentzündungen (Arthritis) bewirkt und die Beweglichkeit erhöht.

Bestätigt wird die heilsame Wirkung der Gelbwurzel insbesondere bei der rheumatoiden Arthritis (RA). Dies belegte eine in Indien durchgeführte Studie aus dem Jahr 2012: Hier wurden 45 Patienten mit RA in drei Gruppen aufgeteilt. Die erste Gruppe erhielt täglich 500 mg Kurkumin, die zweite bekam das Schmerzmittel Diclofenac und die dritte Gruppe nahm sowohl Kurkumin als auch Diclofenac ein. Das erstaunliche Ergebnis: Die Patienten, die ausschließlich Kurkumin eingenommen hatten, zeigten die deutlichste Verbesserung. Nun wird darauf gewartet, dass weitere und größere Studien dieses Ergebnis nochmals bestätigen.

Auch in anderen Studien konnte belegt werden, dass Kurkumin genauso wirksam oder sogar wirksamer gegen Entzündungen im Organismus wirkt wie die klassischen synthetischen Entzündungs- und Schmerzhemmer der Schulmedizin (etwa Ibuprofen, Aspirin oder Diclofenac), und zwar ohne Nebenwirkungen (bei sachgemäßer Einnahme ohne Überdosierung), aber mit vielen weiteren Vorzügen.

Kurkumin wirkt antioxidativ und hemmt die Produktion entzündungsfördernder Botenstoffe, unter anderem der Interleukine 1, 2, 6, 8 und 12 sowie von Interferon-Gamma und dem Tumor-Nekrosefaktor-alpha.

Die Gelbwurz enthält natürliche schmerzstillende COX-2-Hemmer und ist damit eine nebenwirkungsfreie Alternative zu verschreibungspflichtigen COX-2-Inhibitoren. Sie bekämpft Entzündungen, indem sie den Histaminspiegel senkt und möglicherweise sogar die Nebennieren anregt, um mehr Cortisol zu produzieren, eine der körpereigenen entzündungshemmenden Substanzen, die mit dem synthetischen Wirkstoff Cortison (Hydrocortison) identisch ist.

Zellschutz und Anti-Aging

Forscher der Universität Michigan fanden 2009 heraus, dass der Stoff Kurkumin aus der Kurkumawurzel die Zellmembranen festigt und so deren Widerstandsfähigkeit gegen Krankheiten erhöht. In ihrer neuen Studie haben die Wissenschaftler um Ayyalusamy Ramamoorthy von der Universität Michigan in Ann Arbor nun mithilfe modernster Technik wie der Kernresonanz-spektroskopie (NMR) die Wirkungsweise des Gewürzes genauer untersucht. Dabei konnten sie frühere Vermutungen erstmals wissenschaftlich bestätigen: Die Moleküle des im Gelbwurz ent-haltenen Farbstoffs Kurkumin bauen sich in die Zellmembranen ein und stabilisieren sie. Die Zellen werden so gestärkt und können sich besser vor Keimen und Bakterien schützen. Dieser Effekt zeigt sich selbst bei geringen Dosierungen.

Und noch etwas fanden die Forscher heraus: Der Zellschutz-Effekt tritt nur bei gesunden Zellen auf. Auf Krebszellen habe das Gewürz die gegenteilige Wirkung: deren Membranen mache es nämlich durchlässiger (vgl. *Journal of the American Chemical Society*, Nr. 131, March, 3, 2009). Genial, dieser Stoff – finde ich.

Anti-Aging-Stoff zum Träumen

Als kräftiges Antioxidans ist Kurkuma gesund für das Herz, stützt das Gedächtnis und stärkt das Immunsys-tem. Potenziell liefert es sogar mehr Antioxidanzien als die Vitamine C und E und wirkt sogar stärker antioxidativ als Traubenkern- oder Pinienrindenex-trakt. Alle diese Vorteile machen die heilige Wurzel zu einem außergewöhnlichen Anti-Aging-Wirkstoff, dessen direkte Wirkung sich übrigens (bei täglicher Einnahme) nach einiger Zeit auch auf der Haut zeigt.

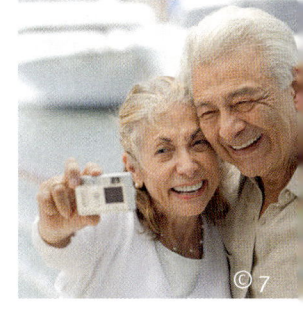

© 7

Zahlreiche wissenschaftliche Studien der letzten Jahre haben ergeben, dass die regelmäßige Einnahme von Kurkuma tatsächlich das Leben verlängern und die allgemeine Lebensqualität verbessern kann. So verlängerten kleine Mengen von Kurkumin die Lebenszeit von Fadenwürmern um 39 Prozent und eine ähnliche Studie aus dem Jahr 2011 mit Fruchtfliegen ergab eine um 25 Prozent längere Lebenszeit.

Power für das Immunsystem

Kurkuma gilt als Immunwaffe schlechthin. Der Wirkstoff Kurkumin bzw. alle Curcuminoide unterstützen den Körper bei der Bildung von weißen Blutkörperchen, die bei der Krankheitsbekämpfung unersetzbar sind. Kurkumin beeinflusst auch die sogenannten B-Zellen, die einzigen Immunzellen, die Antikörper bilden können. Auch Fresszellen (Makrophagen), die Viren oder Bakterien erkennen und abbauen, werden angeregt, ebenso wie die Killerzellen, welche bereits erkrankte Zellen erkennen und vernichten.

Bei genmanipulierten Mäusen zeigte sich Kurkumin wirksam gegen Mukoviszidose, jedoch konnte dieser Effekt bisher nicht an Patienten wiederholt werden.

Allergien (wie Heuschnupfen) werden durch die Ausschüttung von Histamin verursacht. Kurkumin wirkt nachweislich der Histamin-Ausschüttung entgegen und kann somit Allergien verhindern oder lindern. Die entzündungshemmende und antioxidative Wirkung der Knolle verstärkt außerdem ihren antiallergischen Effekt.

Schutz vor Krebs

Es ist bislang meines Wissens keine Krebsart gefunden worden, die Kurkumin nicht beeinflusst.

(Prof. Bharat Aggarwall, Ph.D, Anderson Cancer Research Institute, University of Houston, Texas)

Die Erkrankungsquote von Brust-, Prostata-, Dickdarm- und Lungenkrebs ist in Indien *zehnmal niedriger* als in den USA, was dem täglichen Anteil an Kurkumin innerhalb der traditionellen indischen Ernährung zugeschrieben wird.

„Nahezu alle bekannten Signalwege in der Krebszelle werden durch Kurkumin gehemmt." So fasste Prof. Aggarwall vom Anderson Cancer Research Institute seine Forschungen zum Thema Kurkuma und zum Einzelstoff Kurkumin zusammen. Bereits im Jahr 2005 wurde Kurkumin auf einem Ärztekongress in den USA als einziges Naturheilmittel anerkannt, das zur vorbeugenden und therapeutischen Behandlung von Krebs eingesetzt werden kann – unabhängig von der Krebsart! Dieses sollte, so das Gremium, möglichst hoch dosiert und unter ärztlicher Kontrolle erfolgen.

Krebs in Zahlen

Im Jahr 2012 erkrankten weltweit 14,1 Millionen Menschen an Krebs und 8,2 Millionen starben daran. 32,6 Millionen Menschen lebten mit Krebs, deren Diagnose nicht länger als fünf Jahre zurückliegt. (Quelle: Globogan, WHO)

Im Jahr 2010 erkrankten in Deutschland 477 300 Menschen neu an Krebs. Das waren etwa 7500 Patienten mehr als 2008. Etwa jeder vierte Todesfall in Deutschland war

2010 durch Krebs bedingt: Insgesamt starben 218 258 Menschen an dieser Erkrankung. Für das Jahr 2014 erwarten die Wissenschaftler rund 500 900 neue Krebserkrankungen.

Im Jahr 2010 lebten in Deutschland insgesamt etwa 1,52 Millionen Krebskranke, deren Diagnose nicht länger als fünf Jahre zurücklag. Die Gesamtbevölkerung liegt in Deutschland bei etwa 80 Millionen Menschen. Prostatakrebs ist den aktuellen Zahlen zufolge die häufigste Krebserkrankung bei Männern. Gut ein Viertel aller männlichen Krebspatienten ist davon betroffen, insgesamt lebten im Jahr 2010 in Deutschland 279 000 Männer, bei denen in den vergangenen fünf Jahren diese Diagnose gestellt wurde. Bei Frauen macht Brustkrebs deutlich mehr als ein Viertel aller Krebsfälle aus (307 800 Betroffene). Bei beiden Geschlechtern liegt Darmkrebs auf Platz zwei (Männer: 116 200, Frauen 98 100) und Lungenkrebs auf Platz drei (Männer 49 000, Frauen 27 000).

(Quelle: *Krebs in Deutschland*, eine Broschüre, die vom Zentrum für Krebsregisterdaten am Robert-Koch-Institut und von der Gesellschaft der Epidemiologischen Krebsregister in Deutschland herausgegeben wird.)

Viele Studien der vergangenen Jahre belegen die Wirksamkeit von Kurkumin u. a. bei Darmkrebs, Brustkrebs, Prostatakrebs und Hautkrebs, Leber- und Magenkrebs, Lungenkrebs, Bauchspeicheldrüsenkrebs sowie Eierstockkrebs. Selbst eine fortgeschrittene Metastasenbildung konnte nachweislich durch Kurkumin verringert werden.

Die Abwehrkraft des Wirkstoffes aus der gelben Wurzel gegen potenziell krebserregende freie Radikale gründet sich auf seine *antientzündlichen, antioxidativen* und *immunstimulierenden* Fähigkeiten.

Studien zeigten, dass der sekundäre Pflanzenstoff die Zellen des menschlichen Immunsystems positiv beeinflusst, indem es das Wachstum von zytotoxischen T-Lymphozyten reduziert. Forscher an der Oregon State University fanden heraus, dass Kurkumin einen messbaren Anstieg des Proteins Cathelicidin im menschlichen Körper bewirkt. Dieses Protein ist eine organische Verbindung aus mehreren Aminosäuren, die sich im Immunsystem gegen Bakterien zur Wehr setzen und somit Infektionen und chronischen Erkrankungen vorbeugen können.

Entzündungen, vor allem chronische, können die Vorboten von Krebs sein. Umgekehrt lässt sich heute wissenschaftlich nachvollziehen, dass die Ursache von Krebs immer mit einer Entzündung begonnen hat, die natürlich, wie bereits erwähnt, auch ihre multiplen Ursachen in Entgleisungen des Zellstoffwechsels hat.

Gut zu wissen

Krebs ist ein Prozess, bei dem die Mitochondrien, die „Energiekraftwerke" in den Zellen, durch oxidative Schädigung wie technische Strahlung, Umweltgifte, chronische Entzündungen usw. schrittweise absterben. Dadurch wird die Zellatmung gestört. Die Zellen müssen fortan die für ihre Existenz benötigte Energie durch Vergärung von Zucker erzeugen. Ohne Mitochondrien aber, die ähnlich wie ein kleines Immunsystem innerhalb der Zelle agieren, breitet sich der Krebs aus.

Dieser Prozess kann gestoppt bzw. wieder rückgängig gemacht werden, wenn es gelingt, die eigenständige Vermehrung der Mitochondrien anzuregen und die Zellatmung solchermaßen wieder anzuregen. So gesunden auch die Zellen und eine Heilung ist möglich. Kurkuma kann in diesen Prozess durch ihre vielseits begabten Wirkstoffe als eine Art Schlüsselsubstanz eingreifen.

Die Curcuminoide wirken, wie bereits erwähnt, u. a. entzündungshemmend, entgiftend, antioxidativ und immunstimulierend; all das sind Fähigkeiten, die die geschwächten Mitochondrien – und damit die Zellen – wieder stärken können. (Quelle: „Kurkuma: Gegen jedes Leid ist ein Kraut gewachsen", aus: *Zeitenschrift* Nr. 74)

Verringert Anzahl der Tumorzellen

Es konnte überdies bestätigt werden, dass Kurkumin bei bereits bestehender Krebserkrankung hilft, die Tumorzellen zu verringern und die Transformation von guten Zellen in entartete zu verhindern. Weiterhin unterstützt es den Körper beim Zerstören der Krebszellen solcherart, dass dabei keine gesunden Zellen verletzt werden. Das kann z. B. die Chemotherapie nicht.

Hemmt die Bildung von Metastasen

Die antioxidative Wirkung von Kurkumin gegen freie Radikale kann nicht nur das Entstehen von Krebs verhindern, sondern es wirkt sich auch bei bereits bestehendem Krebs und auf die gefährliche Metastasenbildung aus. Eine wissenschaftliche Untersuchung am Institut für Labormedizin in München konnte belegen, dass Kurkumin die Metastasenbildung sowohl bei Brustkrebs als auch bei Prostatakrebs hemmt. Die Studie zeigte, dass

Kurkumin den natürlichen Zelltod fördert und damit das unkontrollierte Wachstum von Krebs eindämmt.

Auch Forscher an der Universität von Texas in Houston haben bei Experimenten mit Mäusen herausgefunden, dass Kurkumin die Bildung und Ausbreitung von Metastasen bei bereits vorhandenem Brustkrebs in die Lunge hemmt. Kurkuma wirkt dabei wie ein Transkriptionsfaktor – das ist eine Art Hauptschalter, der alle Gene reguliert, die für eine Tumorbildung benötigt werden. Werden diese ausgeschaltet, wird das Wachstum und die Ausbreitung der Krebszellen gestoppt.

Die US-amerikanische und die österreichische Gesellschaft für Onkologie empfehlen Kurkuma begleitend bei Brust-, Darm- und Prostatakrebs, außerdem bei Lungen-, Haut- und Gebärmutterhalskrebs.

Verbessert die Wirkung der Chemotherapie

Aktuell haben Forscher jetzt eine Studie gestartet, die die Wirkung von Kurkuma bei Patienten mit Darmkrebs im fortgeschrittenen Stadium untersuchen soll. Gleichzeitig soll geprüft werden, warum der Inhaltsstoff Kurkumin die Wirkung der Chemotherapie verstärken kann bzw. warum die Krebszellen empfindlicher auf die Chemotherapeutika reagieren, wenn Kurkumin mit im Spiel ist.

Bei Patienten mit Darmkrebs im fortgeschrittenen Stadium reagiert ein großer Teil der Patienten nicht mehr auf die Chemotherapie, wenn sich der Krebs bereits in andere Körperregionen ausgebreitet hat. Leider greift die Chemotherapie neben den kranken Zellen auch die gesunden an – was starke Nebenwirkungen mit sich bringt und den Patienten mit jeder Behandlungseinheit mehr schwächt. Kurkuma kann Menschen in dieser Situation helfen, ihre Überlebenschancen zu erhöhen. Die Pflanze wirkt so, dass die Wirkung der einzelnen Behandlungen intensiver ausfällt und die Kranken dadurch möglicherweise weniger Chemo-Zyklen durchlaufen müssen.

Eine im Jahr 2007 in der Zeitschrift *International Journal of Cancer* veröffentlichte Studie kam zu dem Schluss, Kurkuma wirke bei der Behandlung eines kolorektalen Karzinoms genauso gut wie das Mittel zur Chemotherapie Oxaliplatin (Eloxatin).

Schutz bei Strahlentherapie

Forscher der University of Rochester sehen in Kurkumin eine neue Möglichkeit, die Haut im Zuge einer Strahlentherapie zu schützen. Es ist bereits bekannt, dass Kurkumin das Wachstum von Blutgefäßen in Tumoren unterdrücken kann. Dieser Prozess, der als Anti-Angiogenese bezeichnet wird, schneidet die Nährstoffzufuhr zum Tumor ab. Forscher des Wilmot Cancer Centers haben einen weiteren Vorteil der Substanz entdeckt. In einer Pilotstudie an 200 Mäusen stellten sie fest, dass Kurkumin die Haut vor Verbrennungen und Blasen, wie sie während Strahlenbehandlungen auftreten können, schützt.

Verkleinert Darmpolypen

In einer Studie aus dem Jahr 2006 mit fünf Patienten, die unter familiärer adenomatöser Polyposis litten (eine Krankheit, bei der sich Hunderte von Polypen im Darm bilden und die unbehandelt zum Darmkrebs führt), konnte gezeigt werden, dass die Einnahme von Kurkumin zu einem Rückgang der Polypenanzahl um 60 Prozent führte. Auch die Größe der Polypen verringerte sich um die Hälfte. Dieser Effekt des Kurkumins ist offenbar in erster Linie auf die Blockade der gefährlichen Progressionsphase der Tumoren zurückzuführen; das deutet darauf hin, dass bei Personen, die Darmpolypen haben, durch die Einnahme von Kurkuma in der Ernährung verhindert werden kann, dass die Polypen zu einem weiter fortgeschrittenen Krebsstadium entarten.

Starke Wirkung bei Darmkrebs

Dickdarmkrebs scheint eine der Krebsarten zu sein, auf die das Kurkumin den größten positiven Einfluss hat. Kurkumin senkt erwiesenermaßen den Spiegel des Enzyms COX-2, welches für die Produktion von entzündungsfördernden Molekülen verantwortlich ist. (Aspirin und andere Entzündungshemmer, wie Celebrex und Vioxx, enthalten ebenfalls COX-2-Hemmer). Alle bisherigen Untersuchungen zeigen, dass die genannten Entzündungshemmer die Häufigkeit von Dickdarmkrebs einschränken können.

Um eine bessere Bioverfügbarkeit zu erreichen, gibt es derzeit Studien mit neuen Darreichungsformen von Kurkumin – als intravenöse Injektionen von wässrigem Kurkumin in China (2011) und als liposomales Kurkumin (oral verabreicht an Mäuse) in Texas (2013).

Bei der ersten Studie in China wurde das Kurkumin in sogenannte „Mizellen" eingekapselt. Diese biologisch abbaubaren polymerischen Zellen stammten von transgenem Zebrafisch (ein Zierfisch, dem man häufig in Aquarien besichtigen kann). In jüngster Zeit wurde eine Ähnlichkeit des Erbguts der Zebrafische mit dem von Laborratten und Menschen entdeckt. Das Erbgut der Fische lässt sich leicht manipulieren, um Krankheiten des Menschen zu simulieren. „Transgen" bedeutet, dass bestimmte Gene, in diesem Fall Darmkrebsgene, eingeschleust wurden. Durch die LET-Verkapselung (liposomale Verkapselungstechnologie) soll erreicht werden, dass Substanzen, die normalerweise im Verdauungsprozess aufgespalten würden, in den Blutstrom gelangen und vor allem die Membran von Fettzellen durchdringen können, die diese ansonsten verhindern würde. Bei diesem Versuch wurde ein deutlicher Rückgang der Bildung von Blutgefäßen zur Versorgung von Krebszellen beobachtet und gleichzeitig wurden Darmkrebszellen vernichtet. Die Forscher schlossen daraus, dass die wässrige Kurkumin-Injektion mit Mizellen eine hervorragende Möglichkeit ist, das Wachstum von Dickdarmkrebs zu hemmen.

Bei der zweiten in Texas durchgeführten Studie (im Tierlabor) konnte eine nebenwirkungsfreie hohe Wirksamkeit von liposomalem Kurkumin bei normalerweise therapieresistentem Bauchspeicheldrüsenkrebs ermittelt werden. Unter liposomalem Kurkumin versteht man eine besondere Aufbereitung des Wirkstoffs, die eine bessere Bioverfügbarkeit des Kurkumins (u. a. ein besseres Eindringen in den Fettzellen) bewirkt.

Schutz vor Alzheimer

Inder, die normalerweise täglich mindestens 1–2 Gramm Kurkuma verzehren, haben die niedrigste Alzheimer-Rate auf der ganzen Welt – sie ist nur ein Fünftel so hoch wie im Westen. Tausend Menschen zwischen 65 und 95 Jahren schnitten bei den Gedächtnistests einer Studie besser ab, wenn sie Kurkuma in der Nahrung hatten. Das waren wohl Gründe dafür, dass in den vergangenen Jahren so viele Studien zum Thema Alzheimer, Demenz und Kurkuma durchgeführt wurden.

Kurkuma kann nicht nur Verhaltensauffälligkeiten und die psychischen Symptome bei Demenz lindern, sondern möglicherweise auch zur Genesung beitragen, und das in nur wenigen Wochen: Bei einer neuen Untersuchung am Kariya Toyota General Hospital im japanischen Kariya (2013) mit jeweils drei getrennten Fallstudien zur Gelbwurz hatte sich in allen Fällen gezeigt, dass Kurkuma die Symptome der Demenz minderte und gleichzeitig die kognitive Leistung verbesserte.

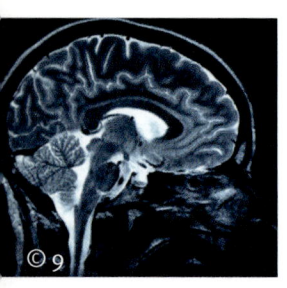

© 9

Wie sich bei der Studie in Kariya herausstellte, reicht schon ein Gramm des einfachen Gewürzes täglich für eine erstaunliche Verbesserung der Symptome einer Demenz aus. Es verminderte auch den Gedächtnisverlust durch Alzheimer. Der Gesamtscore beim Fragebogen zum neuropsychiatrischen Inventar hatte nach 12 Wochen deutlich abgenommen, sowohl hinsichtlich der Stärke der Symptome als auch der Belastung der Bezugspersonen (*NaturalNews*, 2013).

Macht alkoholbedingte Gehirnschäden rückgängig

Bei einer aktuellen Studie aus dem Jahr 2013 mit Laborratten am Panjab University Institute of Pharmaceutical Sciences konnte gezeigt werden, dass zunächst durch regelmäßigen Alkoholkonsum verursachte Veränderungen durch die Kurkumagabe wieder rückgängig gemacht werden konnten. Alle biochemischen, molekularen und im Verhalten der Tiere festzustellenden Veränderungen, die der chronische Alkoholabusus verursacht hatte, verschwanden wieder.

Überwindet die Blut-Hirn-Schranke

Kurkumin hat die seltene Fähigkeit, die für viele Moleküle undurchlässige Blut-Hirn-Schranke passieren zu können. Dadurch ist der Naturstoff in der Lage die Nervenzellen im Gehirn vor freien Radikalen und vielen weiteren negativen Einflüsse zu schützen. Eine Studie an der Harvard University in Boston aus dem Jahr 2013 bestätigt zudem, dass Kurkumin den Aufbau neuer Nervenzellen im Gehirn fördert. Als starkes Antioxidans kann es Oxidationsprozesse im Gehirn verhindern. Auch der Entstehung von Eiweißablagerungen im Gehirn, die zu Verklebungen führen, kann Kurkumin vorbeugen oder – falls schon vorhanden – wieder auflösen. In den Bereichen, in denen sich diese

Ablagerungen befinden, kommt es zu einer Unterbrechung der Nervensignale und so zu entsprechenden Funktionseinbußen (Alzheimer).

Hilfe bei Multipler Sklerose

Durch seine Fähigkeit, die Blut-Hirn-Schranke zu überwinden, stellt Kurkumin einen ausgezeichneten Wirkstoff dar bei der Behandlung von neurodegenerativen (Autoimmun-) Erkrankungen wie Multiple Sklerose oder Alzheimer. Der Stoff aus der Kurkuma hilft mit, dass sich die Myelinschichten im Gehirn nicht vorzeitig abbauen und unser Gehirn damit bis ins hohe Alter leistungsfähig bleibt. Sehr wichtig ist in diesem Zusammenhang auch der Sauerstoff-Schub, den die Kurkuma-Substanzen im menschlichen Körper bewirken. Schon eine Stunde nach der Aufnahme von Kurkuma sind die Sauerstoffwerte im Blut deutlich besser.

Neutralisiert negative Fluorid-Wirkungen

Fluorid kommt heute in vielen Produkten wie Zahncremes und oft im Trinkwasser vor. Forschungen belegen, dass Fluorid sich negativ auf den IQ auswirkt, die Schilddrüse schädigt sowie die Zirbeldrüse verkalken lässt.

Eine neue Studie an der ML Sukhadia University (Indien) konnte jetzt zeigen, dass Kurkuma die negativen Eigenschaften von Fluorid neutralisieren kann und so als „Schutzmittel" gegen das Nervengift wirkt.

Schutz vor Herzinfarkt und Schlaganfall

Auch auf unser Blut hat die Gelbwurzel sehr positive Auswirkungen. Sie reinigt den „Lebenssaft" und soll überdies den Cholesterinspiegel senken. Dank der entzündungshemmenden sowie blutverdünnenden und cholesterinsenkenden Eigenschaften ist Kurkuma in der Lage, das Risiko von Herzinfarkten und Schlaganfällen erheblich zu verringern.

Oxidiertes Cholesterin schädigt die Blutgefäße. Es sammelt sich in den Plaques an und kann so zum Schlaganfall oder Herzinfarkt führen. Kurkumin als starkes Antioxidans kann die Oxidation verhindern – und wirkt auf diese Weise gut vorbeugend. Kurkumin enthält außerdem Vitamin B_6. Dieses Vitamin sorgt dafür, dass der Homocysteinspiegel nicht zu hoch ansteigt. Hohe Homocysteinwerte können zu Schädigungen an den Gefäßwänden führen und werden als bedeutende Risikofaktoren bei atherosklerotischen Ablagerungen und Herzkrankheiten angesehen.

Menschen mit einem hohen Schlaganfall- oder Herzinfarktrisiko oder solche, die wegen Herz-Kreislauf-Problemen Blutverdünner einnehmen müssen, könnten diese Mittel möglicherweise durch die blutverdünnend wirkende Kurkuma ersetzen. Das geht bereits auf eine Studie von 1986 zurück, die in der Zeitschrift *Arzneimittelforschung* veröffentlicht wurde. Demnach ist Kurkuma gleichermaßen wirksam gegen eine Verklumpung der Blutplättchen und es moduliert das Prostazyklin ähnlich wie Aspirin – das mittlerweile von vielen Medizinern bevorzugt zur Blutverdünnung eingesetzt wird.

Cholesterinsenkende Mittel könnten unnötig werden, wenn dafür standardisierte Dosierungen von Curcuminoiden aus Kurkuma eingenommen werden. Das ergab eine Studie, die 2008 in der Zeitschrift *Drugs in R&D* veröffentlicht wurde. Die Forscher entdeckten, dass Kurkumaextrakt bei Patienten mit einer Endotheldysfunktion (eine krankhafte Veränderung der Blutgefäße, die zur Arteriosklerose führt), die Entzündung mindestens ebenso gut milderte und bei Patienten mit Typ-2-Diabetes den oxidativen Stress genauso abbaute wie die Medikamente.

Schutz der Gefäße bei Diabetes

Kurkuma verfügt über blutzuckersenkende Eigenschaften und kann daher Diabetes ursächlich und ohne Nebenwirkungen beeinflussen.

Wer Diabetes oder Prädiabetes (Glukosetoleranzstörung) hat, der weiß, wie schwierig es ist, den Blutzuckerspiegel unter Kontrolle zu halten. Als Naturstoff ist Zimt hier als sehr hilfreich bekannt. Doch auch Kurkuma kann helfen, den Blutzuckerspiegel wieder zu normalisieren.

Etwa 60 Millionen Menschen in Europa leiden derzeit an Diabetes. Rund 90 Prozent der Betroffenen sind Typ-2-Diabetiker, deren medizinische Versorgung das europäische Gesundheitswesen etwa 105,5 Milliarden US-Dollar (etwa 78,07 Milliarden Euro, Kurs 2014) im Jahr kostet, so die Schätzung der Internationalen Diabetesföderation (Stand 2010). Die Tendenz ist steigend. Mit der unzureichenden Verwertung von Insulin im Körper gerät nicht nur der Blutzuckerspiegel aus der Spur – auch das Krebsrisiko ist bei Diabetikern um das Zweifache erhöht.

Studien der Columbia University haben gezeigt, dass Labormäuse, deren Futter Kurkuma enthielt, einen stabileren Blutzuckerspiegel aufwiesen und somit weniger anfällig für Typ-2-Diabetes waren als die Mäuse aus der Vergleichsgruppe. Bei übergewichtigen Mäusen, die mit Kurkuma behandelt wurden, heilten zusätzlich Entzündungen im Fettgewebe deutlich besser ab. Die Forscher des Diabetes-Zentrums gehen davon aus, dass Kurkumin die Insulinresistenz herabsetzt und somit Typ-2-Diabetes entgegenwirkt und auch die häufig mit Übergewicht einhergehenden Stoffwechselprobleme reduziert.

Weitere Studien bestätigen den positiven Effekt von Kurkuma bei Prädiabetes. So könnte möglicherweise eine drohende Zuckerkrankheit durch Kurkuma noch abgewendet werden.

In Tierversuchen verbesserte Kurkumin die Betazellfunktion und konnte so den Ausbruch von Typ-2-Diabetes verzögern. In den Betazellen der Bauchspeicheldrüse wird das Hormon Insulin produziert.

Im Jahr 2012 wurde eine Studie mit prädiabetischen Patienten durchgeführt. Die Probanden nahmen neun Monate lang jeden Tag 250 mg Kurkumin oder ein Placebo ein. Am Ende der Studie hatte keiner der prädiabetischen Teilnehmer in der Kurkumin-Gruppe einen Diabetes entwickelt. In der Placebogruppe dagegen wurde bei 16,4 Prozent der Probanden ein Diabetes festgestellt. Auch bei den Folgeerkrankungen, die Diabetes im fortgeschrittenen Stadium mit sich bringen kann, etwa Herzinfarkt, Amputation der Beine oder Blindheit, kann Kurkumin erstaunlich gut helfen bzw. vorbeugen.

Eine 2009 in der Zeitschrift *Biochemistry and Biophysical Research Communications* erschienene Studie hat ergeben, dass Kurkumin hinsichtlich der Glukose-Aufnahme in der Zelle um bis zu 100 000 Mal besser wirkt als ein gängiges Diabetesmedikament. Zudem trägt Kurkuma dazu bei, die Glukosebildung in der Leber zu vermindern – und zwar mindestens ebenso gut wie die gängigen Diabetesmittel.

Hilft auch bei Osteoporose

Kurkuma kann auch bei der Behandlung von Osteoporose eingesetzt werden, denn der Naturstoff hemmt die Entwicklung der sogenannten Osteoklasten; das sind die Zellen, die Knochensubstanz abbauen. Kurkumin reduziert dadurch nachweislich den Knochendichteverlust.

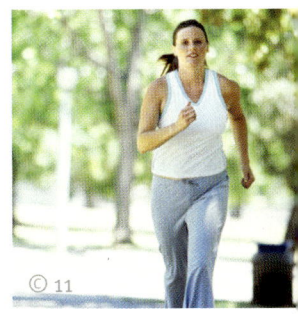
© 11

Die Wirkstoffe der Gelbwurz können zudem bei Frauen nach der Menopause Östrogen-Defizite teilweise ersetzen und dadurch einem Knochenschwund vorbeugen oder stoppen. Kurkuma wirkt hormonmodulierend: Es gleicht bestehende Hormonmängel aus (Östrogen, Progesteron) und kann diese gegebenenfalls bei einem Überschuss auch blockieren. (Ähnlich wie die Melisse – sie reguliert den Kreislauf in beide Richtungen und gleicht niedrigen *und* hohen Blutdruck zur gesunden Mitte hin aus.) Die Deutsche Krebshilfe und die Gesellschaft für Biologische Krebsabwehr empfehlen Kurkuma bei Brustkrebs.

Schutz für die Atemwege

Akute und chronische Lungenerkrankungen haben multiple Ursachen wie berufliche und umweltbedingte Belastungen, Mineralstaub, Luftverschmutzung, Chemo- oder Strahlentherapie oder Zigarettenrauch.

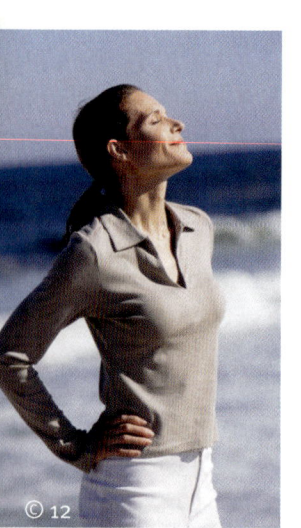
© 12

In mehreren Tierversuchen wurde Kurkumin als Mittel bei Lungenfibrose getestet. Es stellte sich heraus, dass Kurkumin Lungenverletzungen und Lungenfibrose mildern kann, die durch Bestrahlung, Chemotherapeutika und Giftstoffe verursacht werden.

Diverse neue Studien ergaben auch, dass die Gelbwurz eine Schutzfunktion bei COPD (Chronisch Obstruktive Lungenerkrankung), bei ARDS (Atemnotsymptom), ALI (Akut-Inflammatorische Lungenerkrankung) und allergischen Asthma einnimmt.

Der medizinische Nutzen liegt hier in der Prävention und Modulation von Entzündung und oxidativem Stress. Bisher verwendete Kortikosteroide haben sich dabei nicht als so effektiv erwiesen, da sie die oxidativen Wirkungen nicht reduzieren können. Kurkumin kann freie Radikale abfangen, wie das Superoxid-Anion und überflüssiges Stickstoffmonoxid, und wichtige Signalwege so verändern, dass die massiven Entzündungen in den Atemwegen abgeschwächt werden.

Ein Segen für den Verdauungstrakt

Vor Kurzem wurde der naturheilkundliche Einsatz der Gelbwurz für den Verdauungstrakt bzw. ihre heilsame Wirkung bei diversen Beschwerden der Verdauungsorgane wissenschaftlich bestätigt.

Die Wurzel steigert – erwiesenermaßen – die Gallenproduktion in der Leber und unterstützt die Entleerung der Gallenblase. Damit unterstützt sie die Vorbeugung von Gallensteinen und kann bereits bestehende Steine auflösen. Die hier ausgeschüttete Gallensäure fördert die Fettverdauung in Magen und Darm und verhindert so Beschwerden wie Völlegefühl oder Blähungen nach üppigem Essen.

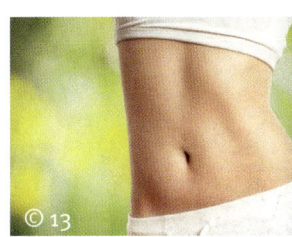

© 13

In Acht nehmen sollte man sich allerdings bei bereits bestehenden Gallensteinen. Durch die erhöhte Aktivität der Gallenflüssigkeit könnten Schwierigkeiten wie Koliken unter Umständen begünstigt werden. Hier gilt es also mit Vorsicht zu dosieren! Und auch wer einen sehr empfindlichen Magen hat, sollte es mit der Kurkuma langsam angehen lassen. In der Regel aber reguliert die Gelbwurz den Darm nachhaltig und schenkt uns dadurch Wohlbefinden und eine gesunde Mitte. Traditionell gilt das gelbe Pulver in Indien und in der chinesischen Kräuterkunde als erprobtes

Mittel gegen Gelbsucht. Auf Bali, wo Kurkuma zur täglichen Nahrung gehört, gibt es kaum Gallenkranke.

Und es gibt noch weitere neue Ergebnisse zur Kurkuma:

- Kurkumin verzögert oder verhindert eine Leberschädigung, aus der sich eine Zirrhose entwickeln kann.
- Kurkuma hilft durch ihre abschwellenden und entzündungs- hemmenden Eigenschaften bei Divertikulose (Divertikel sind geschwollene und entzündete Darmausstülpungen).
- In Laborversuchen konnten Kurkumaverbindungen das Wachstum verschiedener Pilzstämme deutlich hemmen. Die Kurkuma ist zwar noch kein Superstar unter den Antimy- kotika (Anti-Pilzmitteln), enthält aber mindestens 20 pilz- tötende Eigenschaften, was für die Prävention und bei klei- nerem Befall günstig sein kann.

Beugt Hepatitis C vor

Wissenschaftler des TWINCORE (Zentrum für Experimentelle und Klinische Infektionsforschung) in Hannover haben nun ent- deckt, dass Kurkumin die Hepatitis-C-Viren daran hindert, in Leberzellen einzudringen, indem die Flexibilität der Virenhülle verändert wird. Zudem hemmt der Stoff aus der Gelbwurz den Übergang der Viren von einer Leberzelle zur anderen. Das He- patitis-C-Virus ist auf Leberzellen spezialisiert, und eine chro- nische Hepatitis-C-Infektion ist in Deutschland mittlerweile die häufigste Ursache für Lebertransplantationen, weiß auch Dr. Eike Steinmann, Forscher am Institut für Experimentelle Virologie.

Kurkuma wirkt sich allgemein sehr positiv auf die Leber- gesundheit aus. Sie schützt die Leber, fördert deren Regenera- tion und unterstützt den Heilungsprozess. In einem Experiment entfernte man Ratten 70 Prozent der Leber. Vierundzwanzig

Stunden nach der Operation wurden Blut- und Gewebeproben entnommen, um Leberregenerationsmarker, Leberfunktion und die Schädigung der Leberzellen zu ermitteln. Die Ratten wurden nun entweder nur mit Erythropoetin (ein Hormon, das die Bildung der roten Blutkörperchen anregt) oder mit einer Kombination von Erythropoetin und Kurkumin behandelt.

Erythropoetin allein konnte die Leberregeneration nicht verbessern, aber die Kombination mit Kurkumin resultierte in einer deutlich erhöhten Leberregeneration, begleitet von reduziertem oxidativen Stress.

Seelenfutter bei Depressionen

„Kurkumin und Piperin sind als Psychodroge in Kombination eine sinnvolle und potente natürliche Alternative bei der Behandlung von Depressionen."

Prof. S. K. Kulkarni von der Panjab University

Die Kurkuma symbolisiert mit ihrer Leuchtkraft Sonnenlicht und Energie und enthält auch eine Menge Psychohormone. Insbesondere bei der Verwendung mit anderen Substanzen wie Piperin oder in der Curry-Synergie kann es auch unsere Stimmungslage verbessern. Besonders die Kombination von Kurkumin und Piperin gilt als natürliche Alternative bei der Behandlung von Depressionen und kann die Niedergeschlagenheit genauso gut oder besser lindern als Psychopharmaka mit meist vielen Nebenwirkungen.

Zur Verwendung von Kurkuma bei Depressionen gibt es zahlreiche solide Studien. Eine chinesische Untersuchung aus dem Jahr 2008 ergab, dass die antidepressiven Eigenschaften von

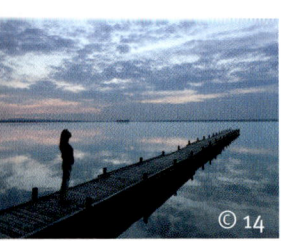

© 14

Kurkuma auf dasselbe Gehirnsystem einwirken wie das körpereigene Serotonin (unser Wohlfühl- oder auch „Glückshormon"; liegt ein Mangel vor, fühlen wir uns schlecht, gereizt, unglücklich).

Viele weitere Studien bestätigten dieses Ergebnis. Die Produktion aller „Glückshormone" (Dopamin, Serotonin, β-Endorphin und Oxytocin) wird durch die gelbe Wunderwurzel angeregt. Im Gegensatz zu herkömmlichen Psychopharmaka werden die Patienten weniger müde.

Kurkumin greift in die Serotonin-Synthese ein, produziert Neutrophine* im Gehirn (Substanzen, die vor Depressionen, Verstimmungen und Ängsten schützen) und wirkt so vorbeugend!

Die Curcuminoide wirken ähnlich wie MAO-Hemmer (Antidepressiva, die v.a. den Antrieb steigern), sie sind in ihrer Wirkung den synthetischen MAO-Hemmern jedoch überlegen.

Kurkuma für die Zähne

Auch für die Zahnmedizin hat das gelbe Allroundtalent wertvolle Hilfe anzubieten. Indische Forscher von der Banaras Hindu University in Varanasi empfehlen Kurkuma bei Schwellungen im Mund- und Zahnbereich und zur Ausleitung von Quecksilber. Außerdem verbessert die Gelbwurz das Mundmilieu und mindert so die Gefahr von Zahnherden und Parodontitis, die eine Gefahr für den gesamten Körper darstellen können.

---

* Neutrophine wirken mit beim Wachstum von Nervenzellen sowie bei Lernen und Gedächtnisbildung und sind offenbar an der schnellen Weitergabe von Informationen zwischen Nervenzellen im Gehirn beteiligt.
(Quelle: *Süddeutsche Zeitung*)

Die folgenden Tipps helfen, pathogene Keime zu vernichten, bevor sie Schaden anrichten können:

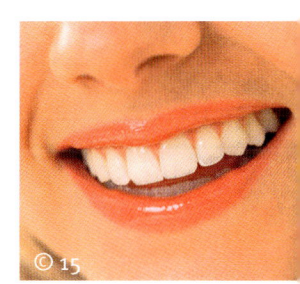

– Empfohlen wird das regelmäßige Spülen des Mundraumes mit Kurkumawasser. Hierzu wird Wasser mit zwei Teelöffeln Kurkuma und zwei Gewürznelken aufgekocht, dann lässt man es etwas abkühlen und gurgelt damit.
– Zur Zahnreinigung raten die Forscher zu einem Pulver aus geröstetem Kurkuma und Ajowan (indisches Gewürz mit intensivem thymianähnlichen Aroma). Die regelmäßige Anwendung soll Zähne und Zahnfleisch kräftigen und gesund halten.
– Um Schmerzen und Schwellungen zu lindern, kann man das Gelbwurz-Pulver direkt am Zahn oder Zahnfleisch einmassieren.
– Zur Linderung von Zahnfleischentzündungen oder Parodontitis wird empfohlen, zweimal täglich die Zähne und das Zahnfleisch mit einer selbst gemachten Kurkuma-Paste einzureiben. Dazu vermischt man einen Teelöffel Kurkuma, einen halben Teelöffel Salz und einen halben Teelöffel Senföl (scharfes Öl aus Senfsamen, erhältlich in indischen oder türkischen Läden).

Eine US-Studie, die im Jahr 2010 im *Journal of Applied Toxicology* veröffentlicht wurde, belegte ebenfalls, dass Kurkuma vor giftigem Quecksilber schützen und bei der Ausleitung von Quecksilber nach der Amalgamentfernung eingesetzt werden kann. Schädliche Auswirkungen des Metalls, wie schlechte Leber- oder Nierenwerte u. a., konnten durch Kurkumin reduziert werden.

Weiterhin sank nach Kurkumingabe die Quecksilberkonzentration im Gewebe. Kurkumin kann – in Kombination mit Piperin – auch als Kapsel zur Quecksilberausleitung genommen werden.

Die Gelbwurz schützt die Haut

Zu biblischen Zeiten wurde Kurkuma in Parfüms und in Schönheitselixieren verwendet. Die Gelbwurz hilft heute aber auch bei

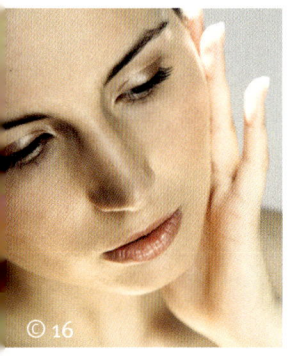

© 16

vielen Leiden der Haut, etwa bei schlecht heilenden Wunden, Akne oder Ekzemen. Da Kurkuma die Elastizität des Bindegewebes steigert, wird sie gesichtsstraffenden Cremes beigefügt oder innerlich als Hauttonikum eingenommen.

Neue Forschungen zeigen, dass die gelbe Wurzel auch Auto-Immunerkrankungen wie Schuppenflechte hemmen kann, indem es die Ausschüttung entzündungsfördernder Proteine durch das Immunsystem reguliert.

Kurkumin wirkt nachweislich gegen humane Papillomviren (HPV). Die Wurzel enthält noch zehn weitere antivirale Verbindungen. Unter anderem ist sie auch ein beliebtes Hausmittel gegen Warzen.

Der ideale Schlankmacher

Kurkuma ist einer der wirkungsvollsten „Fatburner" der Natur. Viele scharfe Gewürze, etwa Chili, kurbeln bekanntlich den Stoffwechsel – und damit die Fettreduktion im Körper – an. Doch

Kurkuma hat auch hier die Nase vorn mit den unterschiedlichsten Wirkkreisen ihrer vielen Inhaltsstoffe:

- Einige Substanzen regen durch die verbesserte Durchblutung den Zellstoffwechsel an. Dadurch benötigen und verbrennen die Zellen mehr Fettmoleküle aus den „Fettreserven" an Bauch, Beinen und Po.
- Andere Stoffe beschleunigen die Verdauungsvorgänge. Dadurch können Fettsäuren und Cholesterin schneller aus dem Darm ausgeschieden werden.
- Gleichzeitig wird die Synthese von sogenannten LPL-Enzymen in den Gefäßwänden rund um die Fettzellen verhindert; dadurch nehmen unsere Fettzellen dann weniger Fettmoleküle auf, was den Weg in eine erfreuliche Gewichtsreduktion bahnt.
- Durch den extrem hohen Kaliumspiegel der Gelbwurz wird die Wasserversorgung der Zellen optimiert, was in der Folge die Fettverbrennung in Fahrt bringt.
- Durch die hormonbalancierende Wirkung der Curcuminoide wird auch die körpereigene Synthese der fettlösenden Hormone und Botenstoffe wie Glukagon, Serotonin, Adrenalin und Noradrenalin angeregt, was zugleich stimmungsaufhellend und stoffwechselfördernd wirkt.

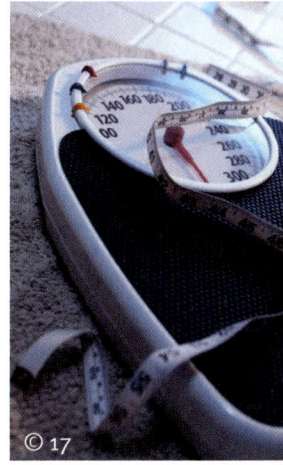

Kurkuma wird auch zur Leistungssteigerung im Sport eingesetzt. Sie stärkt das Immunsystem und fördert die Regeneration.

© 17

Interview mit Dr. Bodo Köhler

Dr. med. Bodo Kohler* ist ein international bekannter Facharzt für Innere Medizin mit Zusatzausbildungen in Homöopathie und Naturheilverfahren. Er praktiziert in eigener Praxis in Freiburg im Breisgau.

Als einer der wenigen Ärzte in Deutschland hat der engagierte Mediziner Kurkuma bzw. Kurkumin seit Jahren fest in sein ganzheitliches Behandlungskonzept integriert. Ich habe ihn für dieses Buch dazu befragt.

– Sehr geehrter Herr Dr. Köhler, Sie verwenden Kurkuma als Teil eines ganzheitlichen Behandlungskonzeptes in Ihrer Praxis. Wie sind Sie dazu gekommen und seit wann empfehlen Sie Kurkuma Ihren Patienten?

▶ Durch die zunehmende Zahl von Krebspatienten in meiner Praxis war ich ständig auf der Suche nach neuen Therapiemöglichkeiten. Schon vor vielen Jahren wurde Kurkumin auf internationalen Kongressen als das pflanzliche Medikament Nr. 1 in der Krebstherapie bezeichnet. Das bedeutet nicht, dass damit problemlos Krebs zu heilen wäre. Aber Kurkuma greift an so vielen unterschiedlichen Stellen im Organismus und in der Zelle an, dass es einfach unverzichtbar ist, ganz gleich, mit welcher Methode es kombiniert wird. Da nun bei der Krebsentstehung gesichert ist, dass immer eine Entzündung vorausgeht, haben wir mit dem entzündungshemmenden Kurkumin ein wichtiges Werkzeug in der Hand.

---

* Seit 1983 betreibt der vielfache Autor und Referent intensive Forschungs- und Entwicklungsarbeit auf dem Gebiet biophysikalischer Diagnose- und Therapieverfahren. Er ist geistiger Vater der „Lebenskonformen Medizin" und u. a. Präsident der Ärztegesellschaft für Biophysikalische Informationstherapie (BIT).

– Sie behandeln insbesondere mit einer Kombination aus Kurkumin mit u. a. reichlich Silizium und Magnesium. Wie kamen Sie auf diese Mischung? Welche Synergien ergeben sich hierbei aus Ihrer Beobachtung heraus?

▸ Die wissenschaftliche Basis sämtlicher Funktionsabläufe im Organismus ist der Zellstoffwechsel. Dieser wird in anabol (aufbauend) und katabol (Energiebereitstellung) unterteilt. Beide Formen laufen ständig gemeinsam in jeder Zelle ab und ermöglichen dadurch Leistungsfähigkeit bei gleichzeitiger Wiederherstellung beschädigter Gewebsbereiche. Wer sich ständig fordert, muss fortlaufend für Nachschub sorgen. Das läuft leider in den seltensten Fällen problemlos ab. Bewusste, abwechslungsreiche Ernährung aus guter, biologisch wertvoller Quelle ist eher die Ausnahme. Aus diesem Grunde haben sich Nahrungsergänzungsmittel einen riesigen Markt erobert, was nur durch die vielen positiven Rückmeldungen von zufriedenen Anwendern zu erklären ist. Trotz allem geht nichts über frische, gesunde Kost, insbesondere bei Vitaminen. Es gibt aber auch in einer hochwertigen Ernährung Mangelzustände, insbesondere bei Magnesium und Silizium. Beide Substanzen sind für die Wiederherstellung geschädigter Gewebsbereiche und für wichtige Funktionen unverzichtbar. Magnesium ist an mehr als 300 Enzymsystemen beteiligt und wird durch Kalzium gehemmt. Letzteres wird heute leider in viel zu großen Mengen mit der Nahrung oder sogar zusätzlich in Tablettenform konsumiert. Silizium ist für den Aufbau des Bindegewebes und damit auch für die Knochen von großer Bedeutung, wird aber kaum in ausreichendem Maße zugeführt.

Da Silizium bei der Ausheilung von Entzündungen eine wichtige Rolle spielt, lag es nahe, es mit Kurkumin zu kombinieren, um sich gegenseitig verstärkende Effekte zu erzielen. Außerdem sind bei Entzündungen immer Enzyme beteiligt, die ohne ausreichende Mengen an Magnesium nicht wirken können. Der Tagesbedarf an Magnesium ist sehr hoch und kann über die Nahrung kaum gedeckt werden.

Vor diesem Hintergrund bot es sich an, eine Dreierkombination aus Silizium, Magnesium und Kurkumin zu entwickeln, die sich bei vielen Krankheitszuständen positiv auswirkt oder eben zur Gesunderhaltung beiträgt und ein Krankwerden von vornherein verhindert.

- Bei welchen Erkrankungen oder möglichen gesundheitlichen Risiken ist diese Mixtur Ihrer Erfahrung nach besonders wirkungsvoll?

▶ Wie wir heute wissen, sind bei allen Arten von Erkrankungen Entzündungsprozesse beteiligt. Diese sind natürlich nicht deren Ursache, wie oft behauptet wird, sondern bereits die Folge von Entgleisungen des Zellstoffwechsels. Dieser kann anabol entgleisen, was bei chronischen Entzündungen der Fall ist. Hierzu gehören beispielsweise Rheuma oder andere Formen von Gelenkentzündungen, aber auch Nierenerkrankungen mit Eiweißverlust, Leberzirrhose, Asthma usw. Hier ist die entzündungshemmende Wirkung von Kurkumin und Silizium wirksam.

Der Zellstoffwechsel kann aber auch katabol entgleisen, was zu degenerativen Erkrankungen bis hin zum Krebs führen kann. Hier kommt die aufbauende Wirkung von Silizium und Magnesium zum Tragen, gleichzeitig aber der entzündungshemmende Effekt von Kurkumin bei der Krebsentstehung. Eine Entzündung als solche ist zunächst eine Heilreaktion und damit positiv. Erst die unkontrollierte Entgleisung schafft den chronischen Zustand, der beendet werden muss, um Heilung zu erzielen. Dabei kann Kurkumin wertvolle Hilfe leisten.

– Welche Dosis und Behandlungsdauer empfehlen Sie? Wie sprechen Ihre Patienten auf das Mittel an?

▸ Kurkuma muss hoch dosiert werden, um die entsprechenden Wirkungen zu erzielen. Die Mindestmenge pro Tag beträgt 1 Gramm. Nach oben kann bis zu 8 Gramm gefahrlos gesteigert werden. Das haben jüngste Untersuchungen gezeigt. Allerdings kann es dann zu Nebenwirkungen an den Schleimhäuten im Verdauungstrakt kommen. Kurkuma ist als Ingwergewächs ein Bitterstoff (Amara), das bei hohen Dosen ordentlich brennen kann. Unsere Erfahrungen zeigen, dass empfindliche Patienten dadurch eine Abneigung entwickeln können. Andere wiederum lieben den etwas scharfen Geschmack. Wir dosieren zwischen 1,2 und 1,8 Gramm und liegen damit in einem sehr günstigen Wirkbereich. Das heißt, die Patienten spüren die positive, schmerzstillende Wirkung sehr schnell.

– Was gibt es bei der Einnahme zu beachten? Sind Nebenwirkungen oder Kontraindikationen bekannt, insbesondere bei geschwächten Personen?

▸ Wie bei vielen hochwirksamen Medikamenten sollte in aufsteigender Dosierung begonnen werden, um die individuelle Wirkung zu erfahren. Durch den hohen Magnesiumanteil könnte sonst eventuell Durchfall auftreten, was dadurch vermieden werden kann. Diese Vorsichtsmaßnahme gilt grundsätzlich für alle Menschen, da die Reaktionen sehr unterschiedlich ausfallen.

Kurkumin hat ähnliche Effekte wie Aspirin. Das sollte beachtet werden, wenn gleichzeitig z. B. ASS eingenommen wird und muss mit dem Arzt besprochen werden. Steht ein Patient unter Marcumar oder anderen blutverdünnenden Medikamenten, ist ebenfalls die Rücksprache mit dem Arzt erforderlich. Da Kurkumin als Bitterstoff den Gallenfluss anregt, sind Reaktionen von einer eventuell mit Steinen belasteten Gallenblase nicht auszuschließen. Sonstige Nebenwirkungen sind nicht zu erwarten.

– Empfehlen Sie Ihren Patienten, viel Kurkuma und z. B. Curry in der Küche zu verwenden? Kann man durch tägliches, intensives Würzen mit Kurkuma die Gesundheit ausreichend schützen?

▸ In Indien sind ganz andere Krankheiten verbreitet als bei uns. Das liegt mit Sicherheit an der Lebensführung und damit auch an der Ernährung. Das scharfe, curryreiche Essen spielt dabei insofern eine Rolle, dass es die Körpertemperatur anhebt und damit die Stoffwechselvorgänge beschleunigt. Inder trinken z. B. keine kalten Getränke zum Essen. Scharfe Gewürze würden auch uns helfen, fit zu bleiben. Ob dies im Einzelfall jedoch ausreicht, ist schwer zu beurteilen.

Gesundheitsfaktor Entgiftung

Ein Mensch wird gesund genannt,
dessen Physiologie im Gleichgewicht ist,
dessen Verdauung und Stoffwechsel gut arbeiten,
dessen Gewebe- und Ausscheidungsfunktionen
*   normal sind und*
dessen Seele, Geist und Sinne sich im Zustand
dauerhaften inneren Glücks befinden.

(Sushruta, ein ayurvedischer Arzt,
der vor etwa 2600 Jahren lebte)

Kurkuma hat eine spezielle Wirkung auf Leber und Galle; sie gibt der Leber die Energie, die sie benötigt, um sich von Giften zu befreien. Insofern ist die gelbe Knolle besonders interessant bei Leberschwäche, Erschöpfungszuständen und Vergiftungen (durch die Umwelt und die Ernährung), sowie zur allgemeinen Gesundheitsvorsorge. Im Verdauungstrakt tötet die Gelbwurz schädliche Bakterien ab, ohne der natürlichen Darmflora zu schaden, das stärkt die Verdauungskraft und fördert die Entgiftung zusätzlich. Und das ist heute wichtiger denn je: Täglich hören wir von neuen schädlichen Stoffen, die unsere Gesundheit angreifen – und denen wir oft wehrlos ausgeliefert sind, weil wir sie nicht erkennen und uns daher nicht rechtzeitig schützen können. Geringe Mengen unerwünschter Substanzen kann unser Körper verkraften, eine größere Menge aber kann auf Dauer unsere Organe schädigen und uns krank machen.

Schon Paracelsus wusste, dass es zu Lasten des gesamten Körpers geht, wenn der Magen-Darm-Trakt nicht stark genug ist, um die Nahrungsbestandteile aufzuspalten und zu verdauen.

Die Nahrung besteht aus zwei Bestandteilen. Der eine ist das Toxin (Gift), der andere die Essenz (Nährstoffe). Die Aufgabe eines gesunden Magen-Darm Traktes ist es, diese zwei Bestandteile zu trennen und das Toxin zu eliminieren und die Essenz dem Körper zugänglich zu machen. Schafft der Magen-Darm-Trakt dies nicht, so muss die Leber diese Aufgabe übernehmen. Ist die Leber nicht (mehr) in der Lage diese Aufgabe auszuüben, so gehen schleimige Substanzen (Stoffwechselgifte aus dem Darm) ins Blut über und verunreinigen es. Nun muss die Niere diese Stoffe ausscheiden. Gelingt es der Niere nicht, diese Stoffe auszuscheiden (Rheuma, Gelenkschmerzen), dann scheidet die Haut diese Stoffe aus (Neurodermitis, Psoriasis). Was die Haut nicht auszuscheiden vermag, das führt zum Tode! (Paracelsus)

Eine optimale Funktion unserer Entgiftungsorgane Niere, Leber, Galle, Darm, Lunge und Haut ist Voraussetzung für eine dauerhafte Gesundheit. Es gibt verschiedene Möglichkeiten, die Entgiftungsorgane naturheilkundlich anzusprechen und den Körper zu reinigen. Kurkuma ist ein wunderbarer, natürlicher Weg hierzu. Natürlich gibt es auch andere Möglichkeiten zu entgiften, die man zusätzlich durchführen kann. Fragen Sie hierzu Ihren Arzt oder Heilpraktiker.

Das Umweltbewusstsein und ökologische Schutzmaßnahmen haben in den vergangenen Jahren stark zugenommen. Trotzdem sind Tausende von Giftstoffen zum ganz selbstverständlichen Bestandteil unseres Alltagslebens geworden. Schwermetalle aus Zahnfüllungen (Amalgam), Nikotin, Autoabgase und andere Atemgifte aus der Außenluft oder im Wohnbereich sowie belastete Textilien und Nahrungsmittel sind nur ein kleiner Ausschnitt aus dem Gefahrenrepertoire, dem wir alle täglich ausgesetzt sind.

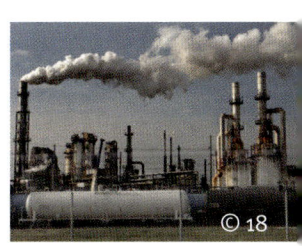

Die meisten Alltagsgifte sind in den niedrigen Konzentrationen, in denen sie ungebeten in den menschlichen Organismus gelangen, unsichtbar und vollkommen geschmacks- und geruchsneutral. Einmal eingedrungen, breiten sich die Toxine schleichend über die Leber, den Darm, die Nieren und die Haut bis in die tiefsten Körperregionen (z. B. Gehirn, Knochenmark, Bindegewebe) aus und bilden dort wachsende Depots. Irgendwann läuft das Fass buchstäblich über und der Körper meldet sich mit diversen körperlichen Symptomen. Die beste Vorbeugung besteht natürlich darin, den Kontakt mit Giften aller Art zu meiden. Doch das ist nicht immer möglich, da der Mensch viele dieser Gifte nicht bemerken kann.

Das sagt die Statistik

- 77 000 chemische Substanzen werden allein in den USA produziert.
- Die Nahrungsmittelindustrie verwendet allein über 3000 Zusätze.
- 1000 Substanzen werden jedes Jahr neu deklariert und verwendet.
- In der Verarbeitung von Nahrungsmitteln werden mehr als 10 000 chemische Lösungsmittel, Weichmacher und Konservierungsmittel eingesetzt.

Wissenschaftliche Schätzungen sprechen davon, dass 75 bis 95 Prozent der Krebsfälle durch Umweltgifte ausgelöst oder beschleunigt werden. Aber auch viele andere Krankheiten werden durch Umweltgifte begünstigt.

In fast jedem Kühlschrank stehen Nahrungsmittel, die mit Lebensmittelzusätzen, Pestiziden, Geschmacksverstärkern und chemischen Konservierungsstoffen belastet sind. Unser Fleisch, Fisch, Geflügel ist mit Schwermetallen, Hormonen und Medikamentenrückständen belastet. All diese Gifte belasten unseren Körper – die Organe, die Gewebe und die Psyche.

Der Weg zur Heilung bedarf zunächst einer Entgiftung, also der Befreiung von allen Stoffen, die dem Prozess der Heilung entgegenstehen. Ein gereinigter Organismus kann wieder natürlich funktionieren, seine Selbstheilungskräfte kommen wieder in Aktion und Gesundung ist die Folge.

Anwendungen und Darreichungsformen

Im Handel bzw. in den Internetapotheken ist Kurkuma als Kräuterpulver (am besten Bioware), Kapseln, spagyrische Essenz, homöopathische Globuli, Urtinktur und als Kräutertropfen erhältlich. In Bioläden und gutsortierten Supermärkten bekommt man die gelbe Wurzel auch im Ganzen für den Hausgebrauch. Hier sollte man beim Schneiden und Raspeln der Wurzel auf die intensive Färbung von Kleidung oder Geschirr achten.

In Indonesien und vereinzelt auch in Indien ist Kurkuma als Tee üblich. Doch die medizinische Wirksamkeit ist bei dieser Zubereitung gering, da die Ausbeute wegen der schwachen Wasserlöslichkeit ungenügend ist.

Die Wirkstoffe entfalten sich sehr viel besser in Kombination mit Fett und schwarzem Pfeffer.

Das Kurkumapulver kann in Mengen von mehrmals täglich 0,5 g bis 1 Gramm eingenommen werden; positiv ist auch die Mischung mit Joghurt oder Milch (bzw. Soja- oder Mandelmilch), da diese Träger fetthaltig sind. Noch besser ist natürlich, Kurkuma beim Kochen zu verwenden, z. B. bei einem indischen Curry. Es passt aber auch zu vielen anderen Gerichten mit Fleisch, Fisch und Huhn, mit Reis, Kartoffeln und Nudeln, in Soßen, Dips und Gewürzmischungen – und auch in süßen Gerichten (hier insbesondere in Kombination mit Ingwer, Anis und Koriander). Kurkuma eignet sich ebenso als Würzmittel für fast alle Nahrungsmittel und kann auch Salz ersetzen (z. B. bei einer salzarmen Diät).

Tipps für die Küche

- Gelbwurz kurz in Öl oder Butterfett anbraten, das verstärkt das Aroma und reduziert die Schärfe. Als Gewürz für Fleischgerichte vermindert Kurkumin die Bildung von krebserregenden Nitrosaminen beim Braten und Grillen. Zusätzlich verhindert die Gelbwurz als natürliches Antioxidans den Verderb von Lebensmitteln und das Ranzigwerden von fettem Fleisch.
- Man kann auch Kurkuma-Ghee herstellen, indem man das Butterfett etwas weich werden lässt und je nach Geschmack mit Kurkumapulver und schwarzem Pfeffer vermengt. So ist die Gelbwurz optimal für das Kochen aufbereitet.
- Für äußere Anwendungen (auf der Haut) kann eine Paste aus dem Wurzelpulver hergestellt werden, je nach Verwendung mit Wasser, Öl, Ghee oder z. B. mit Zitronensaft.
- Kurkuma sollte dunkel und nicht zu lange gelagert werden, da die Farbe bei Licht schnell verblasst und es an Aroma verliert.

Die Menge

Zur Prävention und Allround-Versorgung kann man 1–2 Teelöffel Kräuterpulver täglich im Speiseplan unterbringen – als Zugabe im Essen, als Gewürz-Milch oder im Joghurt usw. Das hilft vor allem auch Menschen, die in heißen Ländern unterwegs sind als Schutz vor Keimen und Infektionen.

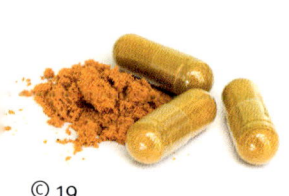
© 19

    Wem mit Kurkuma gewürzte Speisen nicht schmecken oder wer nur das Kurkumin zu sich nehmen möchte (5 Prozent des Kurkumapulvers), kann auch Kapseln schlucken. Diese Kapseln enthalten meist konzentriertes Kurkumin mit Pfefferextrakt (Piperin) zur Verstärkung der Wirkung: Hier werden die Stoffe erst im Darm freigesetzt, ohne den Magen vorher zu belasten. Achten Sie beim Kauf darauf, dass

Sie ein natürliches, qualitativ hochstehendes Produkt mit gutem (nicht synthetischem) bioverfügbarem Kurkumin zu sich nehmen. Wird Kurkumin als Medikament verwendet, gelten 100 mg Extrakt pro Tag als gut verträglich. Bei individueller Therapie fragen Sie bitte Ihren Arzt oder Heilpraktiker nach der Dosierung.

Nebenwirkungen und Kontraindikationen

Kurkuma

In den meisten Fällen gilt die Einnahme von Kurkuma als gemahlenes Wurzelpulver – in normalen Dosierungen – als unbedenklich. Personen, die Blutverdünner einnehmen, sollten vorsichtshalber verzichten bzw. nur geringe Dosen zu sich nehmen, weil Kurkuma ebenfalls blutverdünnend wirkt. Bei hohen Dosen (8–12 Gramm Kurkuma pro Tag) wird der Gallenfluss gefördert, was bei vorhandenen Gallensteinen zu Beschwerden führen kann. Wer einen empfindlichen Magen hat, sollte nur geringe Dosierungen zu sich nehmen.

Kurkumin

Bei der Verwendung von Kapseln mit Kurkumin als *extrahiertem Einzelstoff* zur medizinischen Therapie sieht es (bei hohen Dosierungen) etwas anders aus: Hier kann es in einzelnen Fällen zu Magenschmerzen, Übelkeit, Durchfall oder Blutdruckschwankungen kommen.

Wichtig: Kurkumin kann – in hohen Dosen eingenommen – lebenswichtiges Eisen binden und daher Eisenmangel verursachen (das wurde an der Wake Forest University in North Carolina festgestellt).

Deshalb: Wenn die Einnahme von Kapseln nötig ist, sollten Sie die Dosierung möglichst niedrig halten.

Wird eine bioaktive Verbindung in einem Arznei- oder einem Nahrungsergänzungsmittel isoliert, ist das Ergebnis stets etwas anders. Dies liegt daran, dass die betreffende Verbindung (also der Wirkstoff), so wie sie in der Natur vorkommt, ihren gesundheitlichen Nutzen für den Körper zusammen mit den vielen weiteren Stoffen entfaltet. Schädliche Nebenwirkungen einer Einzelsubstanz können durch einen anderen Stoff wieder ausgeglichen werden. Das nennt man Synergie. Aristoteles beschreibt sie so: „Das Ganze ist mehr als die Summe seiner Teile." Heute gilt in wissenschaftlichen Kreisen als allgemein anerkannt, dass der Pflanzenextrakt als Ganzes das wirksamste Prinzip darstellt. Nicht der einzelne Wirkstoff, sondern der Gesamtextrakt der Pflanze erzielt die beste Wirkung. Das ist auch eine Erkenntnis der Naturheilverfahren, hier insbesondere im Ayurveda.

Dennoch gibt es Fälle in denen man die Kapseln einnehmen sollte, weil die Konzentration von Kurkumin einfach besser gewährleistet ist. Wenn man es – aus Krankheitsgründen – hoch dosiert (z. B. 250–500 mg) einnehmen muss, dann müsste man täglich 5–25 Teelöffel Kurkumapulver verzehren … und das ist kaum zu schaffen. In diesem Fall sollte man sich bezüglich der Dosis aber genau mit dem behandelnden Arzt oder Heilpraktiker absprechen.

Gesunde Tipps für die Hausapotheke

- Gegen Herpes simplex das Wurzelpulver mit etwas Ghee (reines Butterfett, aus dem Bioladen) oder Aloe-Vera-Gel zu einer Paste vermischen und diese lokal auftragen. Diese Paste soll auch gut helfen bei Schuppenflechte, Fußpilz oder Hämorrhoiden. Verteilt man die Mixtur auf der Haut und setzt sich damit in die Sonne, wirkt sie aufgrund des Kurkumin-Anteils stark antibakteriell.
- Bei Arthrosebeschwerden, insbesondere im Kniegelenk, ist die Einnahme von Kurkumamilch wohltuend. 1/2 Liter Milch mit einem gehäuften Teelöffel Kurkuma etwa 15 Minuten auf kleiner Flamme einkochen. Bewährt hat sich die kurmäßige Einnahme über einen Zeitraum von vier bis sechs Wochen. Etwas Süße (z. B. Honig) hinzugeben ist erlaubt.
- Bei Galle- und Leberproblemen sowie bei chronischen Darm-störungen hilft folgendes Rezept: Erhitzen Sie eine halbe Tasse Milch und eine halbe Tasse Wasser in einem Topf, aber nehmen Sie die Mischung vom Herd, bevor sie kocht. Fügen Sie 1 Teelöffel Honig und eine gute Messerspitze Kurkuma hinzu und rühren Sie gut um. Trinken Sie es warm, einmal täglich vor dem Essen.
- Bei allen Arten von Verwundungen, z. B. Schnittverletzungen, hat sich Kurkuma als ein hervorragendes Erste-Hilfe-Mittel zur Blutungsstillung bewährt – einfach das Pulver trocken auf die Wunde auftragen.
- Kurkumapaste (siehe erster Aufzählungspunkt zu „Herpes") wird örtlich bei Schwellungen, zur Schmerzlinderung und zur Unterstützung der Wundheilung angewendet.

- Bei starker Müdigkeit und der Notwendigkeit, wach zu bleiben, hilft eine Mischung aus 1 Teelöffel Kurkuma, 1/4 Teelöffel schwarzer Pfeffer und 1/4 Teelöffel Zimtpulver in Orangen- und Limonensaft eingenommen.
- Bei Übergewicht hilft zur Gewichtsreduktion ein Drink aus täglich einmal 2 Gramm Kurkuma zusammen mit 2 Gramm Ingwerpulver und 1 Teelöffel Honig in warmem Wasser aufgelöst.
- Bei unreiner Haut vermischen Sie 1 Esslöffel Mandelöl mit 1 Teelöffel Kurkuma. Die Haut wird mit warmem Wasser angefeuchtet und dann mit der Ölmischung eingeölt. Lassen Sie es 15 Minuten einwirken spülen es und dann mit warmem Wasser ab.

(Tipps aus: Pollozek und Behringer: *Die zeitlose Ayurveda-Küche*, Narayana Verlag 2012)

Verstärkereffekt mit Pfeffer und Fett

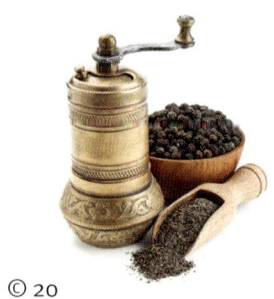

© 20

Zwei Fakten sind bei der Einnahme von Kurkuma als Gewürz unbedingt zu beachten, damit die Absorption im Körper optimal gelingen kann:

1. Die Zugabe von frisch gemahlenem, schwarzem Pfeffer kann die Aufnahme des Wirkstoffes Kurkumin immens erhöhen. Verzichten Sie also beim nächsten Kochen mit Kurkuma nicht auf eine ordentliche Prise dieser Schärfe. Indische Forscher konnten nachweisen, dass sich in Kombination mit Piperin, einem Bestandteil des schwarzen Pfeffers, die Bioverfügbarkeit von Kurkumin beim Menschen um bis zu 2000 Prozent steigern lässt.

2. Da Kurkuma schwer wasserlöslich ist, wird es im Magen-Darm-Trakt nur in sehr geringem Maß absorbiert. Kurkumin ist dafür aber sehr gut fettlöslich. Die biologische Verfügbarkeit und gesundheitliche Ausbeute (nahezu 30-fach höher) erreicht man also am besten in Kombination mit z. B. Milch, Joghurt, Sahne oder z. B. (wie ins Asien üblich) mit Kokosmilch. Als Zutat bei Currygerichten wird die Gelbwurz normalerweise mit gesunden Fetten vermischt und erhitzt. Möglicherweise hat die Volksheilkunde einmal mehr der Wissenschaft etwas voraus – denn Pfeffer und gesunde Fettsäuren waren schon immer ein fester Bestandteil von Currygerichten und so zeigt sich wieder einmal das Geheimnis der kulinarischen Synergie.

Es gibt aber noch andere Möglichkeiten, um das Beste aus der Wurzel für unseren Körper herauszuholen:

1. Goldene Milch: Mischen Sie 1/4 Tasse Kurkumapulver (gute Bioware) mit einer halben Tasse Wasser und lassen Sie beides einige Minuten unter ständigem Rühren bei mittlerer Hitze köcheln, bis eine dicke, leicht feuchte Paste entstanden ist. Geben Sie die Mischung nach dem Abkühlen in ein Glasgefäß. Sie bleibt im Kühlschrank mehrere Wochen haltbar. Zum Verzehr lösen Sie eine kleine Portion der Kurkumapaste in warmer Milch oder auch Kokosmilch auf. Fügen Sie noch etwas Pfeffer hinzu, das darin enthaltene Piperin verbessert die Absorption.

2. Wenn Sie lieber Kurkumin-Kapseln einnehmen, achten Sie bitte beim Einkauf darauf, dass diese Schwarzpfefferextrakt oder Piperin enthalten. Sie können die Nährstoffaufnahme noch weiter erhöhen, wenn sie den Inhalt der Kapseln in etwas erwärmtes Oliven- oder Kokosöl einrühren oder Sie nehmen die Kapseln mit Milch oder Joghurt ein.

Leckere Rezepte aus der Kurkuma-Küche

Deine Nahrung soll Dein Heilmittel sein.

Hippokrates

Gesund werden und genießen – das muss kein Widerspruch sein. Die Kurkuma-Küche hat Tausende von Gaumenfreuden zu bieten. Rezepte mit der Sonnenwurzel finden Sie „wie Sand am Meer" in indischen, chinesischen und orientalischen Kochbüchern.

Wer das gelborange Gewürz aus Gesundheitszwecken im Essen unterbringen möchte, kann das bei den meisten Speisen tun, sofern man den Geschmack von Kurkuma mag.

Beachten Sie bei jedem Gericht: Kombinieren Sie Kurkuma immer mit frischem schwarzen Pfeffer und Fett (Öl, Butter, Sahne, Joghurt, Milch). Übrigens: Wird Kurkuma beim Kochen und Braten verwendet, reduziert sie die krebserregenden heterozyklischen Amine, die beim Erhitzen von Fleisch entstehen um bis zu 40 Prozent.

Die Gesellschaft für Biologische Krebsabwehr (www.biokrebs.de) empfiehlt bei Prostatakrebs einen Kurkuma-Tomaten-Cocktail, der regelmäßig über einen Zeitraum von vier Wochen getrunken werden kann. Der Cocktail ist sicherlich auch bei anderen Erkrankungen oder einfach zur Prävention hilfreich. Er schmeckt überdies sehr lecker!

Kurkuma-Tomaten-Cocktail

500 ml Tomatensaft
5g Kurkuma-Pulver (biologischer Anbau)
1g schwarzer Pfeffer
3 EL Olivenöl (gute Bioware)

Alle Zutaten mit dem Mixer verrühren. Den Cocktail einmal täglich oder aufgeteilt in mehrere Portionen trinken.

Die folgenden Rezepte sind, wenn nicht anders angegeben, für vier Personen.

Sonnen-Huhn

2 rote Zwiebeln
2 Karotten
1 großes Stück Ingwer
2 gelbe Paprikaschoten
1 frische Ananas (oder Ananas aus der Dose) mit Saft
1 Huhn oder vier Hühnerkeulen (ca. 1,2 Kilo)
2–3 TL Kurkuma
1 (–2) Chilischoten, je nach Geschmack
1/2 Liter Orangensaft (gute Ware, Direktsaft)
Salz, Gemüsebrühe, Lorbeer, Wacholder und ein Stück echte Vanille, frisch gemahlener schwarzer Pfeffer
Kokosfett

Die Zwiebeln würfeln und in Kokosfett anbraten, Kurkuma hinzufügen, zerteiltes Huhn bzw. Hühnerkeulen hinzugeben, gut anbraten. Nun Karotten, gelbe Paprikaschoten und Ingwer klein schneiden, hinzugeben.

Etwas später Chilischote, Vanillestange, 2 Lorbeerblätter, 3 Wacholderbeeren dazugeben, etwas schmoren lassen, dann mit Wasser ablöschen. Orangensaft hinzufügen. Nun die geschnittene Ananas und den Saft hinzufügen Würzen mit Meersalz, Gemüsebrühe, Pfeffer und weiter köcheln lassen. Nochmals abschmecken und mit duftendem Basmatireis servieren.

Eine Variante als Beilage ist Kokosreis: Den fertig gekochten Reis vor dem Servieren kurz in einer Pfanne mit Ghee und Kokosflocken (1–3 Esslöffel, je nach Geschmack) vermischen und kurz durchwirken lassen. Selbstverständlich kann man auch hier 1 Teelöffel Kurkumapulver untermischen oder das Kochwasser des Reises damit anreichern. Dann wird der Reis appetitlich sonnengelb.

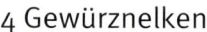

Geelrys – Gelber Reis

250 g Reis (z. B. Basmati)
Ghee
50 g Rosinen

4 Gewürznelken
2 TL Kurkuma
1 Stück Ingwer (ca. 10–20 g)
750 ml Wasser
2 TL Salz (mit Gemüsebrühe wird es würziger)

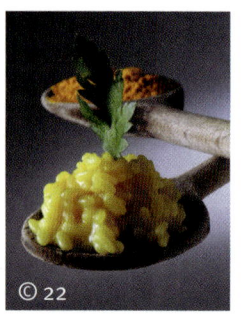

© 22

Bei dieser typisch südafrikanischen Reisbeilage zu Currygerichten wird der ungekochte Reis in einem Topf mit Ghee kurz angeschwitzt, dann gibt man gewaschene Rosinen, Nelken, Kurkuma und Ingwerscheiben dazu. Anschließend mit Wasser und Salz in einem Topf zum Kochen bringen und solange köcheln lassen, bis der Reis weich und alle Flüssigkeit aufgesogen ist.

Rote-Linsen-Curry (vegan)

50 g Zwiebeln
2 Knoblauchzehen
1 Chilischote
650 g Kartoffeln
2 TL Kurkuma
2 TL Kreuzkümmel
2 TL Zimt
700 ml Gemüsebrühe
30 g Rosinen
200 g rote Linsen
Salz, Cayennepfeffer
1 Bund frischer Koriander
1 EL Kokosöl (Bioladen)

Die Zwiebeln fein würfeln, Knoblauch und Chili hacken, Kartoffeln schälen und in Würfel schneiden. Kokosöl in einem Topf erhitzen, Zwiebeln, Knoblauch und Chili darin kurz anbraten; Gewürze dazugeben und kurz mitschmoren lassen. Nun mit der Brühe auffüllen und zugedeckt 10 Minuten kochen lassen. Anschließend Rosinen und Linsen dazugeben, 10 weitere Minuten zugedeckt bei mittlerer Hitze kochen lassen. Mit Salz und Cayennepfeffer kräftig abschmecken. Korianderkraut klein schneiden und kurz vor dem Servieren an das Curry geben.

Blumenkohl und Spinat in Kurkumasoße

1 Blumenkohl oder vier Mini-Blumenkohl
Salz
3 Frühlingszwiebeln
30 g Butter oder Butterfee (Ghee)
250 g Tiefkühl-Blattspinat
2 TL Mehl
2 TL Kurkuma
125 ml Gemüsebrühe
125 ml Milch (evtl. Soja- oder Reismilch oder Sahne)
1 TL Zitronensaft
schwarzer Pfeffer
1 Prise Zucker
20 g gehackte Mandeln

Blumenkohl in kochendem Salzwasser 8–10 Minuten kochen. Frühlingszwiebeln in Ringe schneiden und in 10 g Butter oder Ghee glasig dünsten. Aufgetauten Spinat dazugeben und nach Packungszubereitung zubereiten.

20 g Butter (Ghee) schmelzen lassen, Mehl und Kurkuma darin anschwitzen, mit Brühe und Milch ablöschen und 5 Minuten bei milder Hitze köcheln lassen. Mit Zitronensaft, Salz, Pfeffer und Zucker würzen. Blumenkohl und Spinat mit der gelben Soße anrichten und mit den Mandeln bestreut servieren.

Indisches Nudelcurry

300 g Bandnudeln
Salz
400 g Brokkoli
1 Zwiebel
2 EL Kokosöl
2 TL scharfes Currypulver
2 TL Kurkuma
100 g rote Linsen
400 ml Gemüsebrühe
200 g Vollmilchjoghurt
2 TL Vollkornmehl
schwarzer Pfeffer

Nudeln in kochendem Salzwasser kochen (Kochzeit wie auf der Packung). Brokkoli putzen und in kleine Röschen zerteilen. 3 Minuten vor Ende der Garzeit die Röschen zu den Nudeln geben und zu Ende garen. Abgießen und warm halten.

Die Zwiebel fein würfeln und in heißem Kokosöl glasig dünsten. Curry und Kurkuma darüber stäuben und kurz schmoren. Linsen untermischen und dann die Brühe zugießen. 5 Minuten auf kleiner Hitze garen.

Joghurt und Mehl verrühren, unter die Linsen geben, aufkochen und zugedeckt weitere 5 Minuten garen. Nun die Linsenmischung mit Salz und Pfeffer abschmecken und mit den Brokkoli-Nudeln mischen.

Zucchini-Omelett mit Kurkuma (2 Personen)

400 g Zucchini
1 rote Zwiebel
1 Knoblauchzehe
1 EL Kokosöl
1–2 TL Kurkuma
Frisch gemahlener schwarzer Pfeffer
Salz
3 Eier
75 ml Schlagsahne
1/2 Handvoll frische Kräuter (Schnittlauch, Basilikum, Thymian)

Zucchini in dünne Scheiben schneiden. Zwiebeln fein würfeln, Knoblauch hacken, beides mit Kokosöl in einer Pfanne anbraten, Zucchini dazugeben, alles mit Kurkuma bestäuben. Mit Salz und Pfeffer würzen und in der geschlossenen Pfanne 3 Minuten dünsten. Nun Eier, Sahne und Kräuter kräftig verrühren, dann über die Zucchinischeiben geben und bei kleiner Hitze etwa 7 Minuten stocken lassen. Omelett auf der anderen Seite kurz bräunen. Dann halbieren und servieren.

Kurkuma-Creme

4 Blatt weiße Gelatine
250 ml Sahne
1–2 TL Kurkuma
6 Eigelb
2 Feigen (oder Datteln)
500 g Himbeeren
250 ml Milch
1 Vanilleschote
1 Prise Salz
Frisch gemahlener schwarzer Pfeffer
80 g Zucker (oder Xylit)
200 ml Orangensaft
250 ml Schlagsahne

Gelatine nach Packungsanweisung einweichen; Milch, Sahne, Vanilleschote und das ausgeschabte Mark und Salz ankochen. Eigelbe und Zucker (oder Xylit) cremig schlagen. Vanilleschote entfernen, Ei-Masse unter die Vanillemilch rühren und im Topf nun die Mischung unter ständigem Rühren eindicken. Jetzt die Gelatine hinzufügen und einrühren.

Creme abkühlen lassen und Sahne (evtl. mit etwas Zucker oder Xylit) steif schlagen. Sobald die Creme dicker wird, die Sahne unterziehen. Die Creme in Dessertgläser füllen und zugedeckt 4 Stunden kühl stellen.

Feigen klein schneiden, Orangensaft aufkochen, Himbeeren hinzufügen und alles kurz köcheln lassen. Mit diesem Kompott das Dessert garnieren. Eventuell mit frischem Thymian oder Minze toppen. Ein wenig schwarzer Pfeffer wäre optimal.

Ein sanftes Aphrodisiakum

Die „Wurzeldoktorin" Kurkuma soll als Gewürz erotische Gefühle entfachen; als Bestandteil einer indischen Salbenmischung soll sie eine Verengung der Vagina bewirken. Die Gelbwurz wird in den alten Schriften immer wieder als Libidoverstärkerin angeführt: „Die Wurzeln der Kurkume (des gelben Ingwers) haben, wie die des Ingwers, aromatisch scharfen Geruch und Geschmack; sie erregen ebenfalls sexuell und wurden früher besonders gerne gegen Hysterie benutzt." (Hirschfeld und Linsert: *Liebesmittel: Eine Darstellung der geschlechtlichen Reizmittel*, Man Verlag 1930)

Da Kurkuma laut Überlieferungen die Chakren reinigen soll, ist das Gewürz beispielsweise auch zur Vorbereitung von heiligen Tantra-Ritualen (spirituelle Meditations- und Körpertechniken) geeignet.

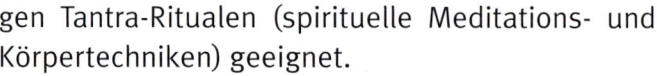

In Indien gilt die Kurkumablume als „Königin der Nacht". Sie ist bekannt als ein Mittel der Verführung, mit dem die Inderinnen ihre Männer zur Liebe verlocken möchten. Das Pulver wird in Indien in modernen Sexshops sogar als mildes Aphrodisiakum (Mittel zur Steigerung der Libido) angeboten.

In Indonesien gibt es eine Volksmedizin namens JAMU, ein etwa 1200 Jahre altes traditionelles Heilsystem, das spezielle JAMU-Heilmittel (Pflanzenmischungen) entwickelt hat. Hier gibt es zwei Mischungen, die als Aphrodisiaka und Tonika (Muntermacher) gelten: Jamu Nr. 9 besteht aus Galanganwurzel (35 %), Kurkuma (35 %), Isorafrüchten (12 %) und Sindorafrüchten (15 %); Jamu Nr. 10 besteht aus Galanganwurzel (10 %), Languatiswurzel (25 %), Fenchelsamen (6 %) und Kurkuma (35 %).

Traditionen mit Kurkuma

Schön für die Hochzeit

In Indien gibt es in fast allen Regionen und Bevölkerungsschichten gemeinsame Rituale. Dazu gehört das Auftragen von Kurkuma-Paste auf den ganzen Körper von Braut und Bräutigam am Tag vor der Hochzeit. Die Idee dieses bewährten Rituals ist, dass Kurkuma den Teint verbessert, das Brautpaar von negativen Energien reinigt und auf die Hochzeitsnacht vorbereitet (aphrodisierende Wirkung).

Es gibt im Sanskrit viele Namen für Kurkuma, jedes entsprechend seiner Qualitäten, wie Haridra (verbessert das Aussehen), Kanchani (glättet die Haut) oder Nisha (so schön wie die sternenklare Nacht).

Happy Holi – Farbbad in der Menge

Beim heiligen Frühlingsfest der Inder namens „Holi" (gefeiert wird die Vernichtung der Dämonin Holika, ein Zeichen für den Triumph des Guten über das Böse), verliert das strenge Kastensystem für einen Tag seine Bedeutung. Das Fest gehört zu den wichtigsten Hindu-Festen und wird vor allem im Norden gefeiert. Ausgelassen und farbenfroh feiern hier indische Familien überall auf den Straßen „Holi". Am Vollmond-Abend gibt es überall Freudenfeuer und am nächsten Morgen werden mit dem bunten Farbpulver namens „Gulal" die heiligen Elefanten in prächtigen Farben und Mustern verziert.

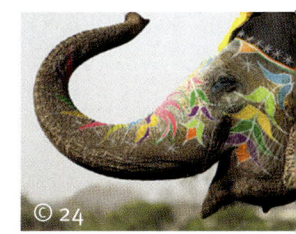
© 24

Auch die Menschen bemalen und bewerfen sich mit dem bunten Farbpulver. An diesem Tag, nur ein einziges Mal im Jahr, fallen in Indien alle Standesregeln. Der Diener darf den Maha-

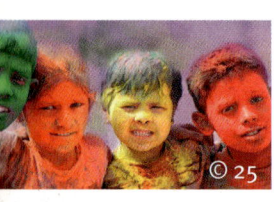

radscha umarmen, jedermann darf Passanten Farbpulver auf den Pullover werfen oder mit flüssiger Farbe ins Gesicht spritzen. Die bunte Farbe macht alle Menschen gleich, egal, zu welcher Kaste sie gehören oder welche Hautfarbe sie haben. Es ist wie eine emotionale Explosion. Die Menschen fallen sich um den Hals, singen, tanzen, lachen. Viele Familien sind schon Wochen vor dem Fest mit der Zubereitung des natürlichen Farbpulvers beschäftigt:

Dazu gehören ein leuchtendes Gelb aus Kurkuma, rotes Sandelholzpulver und kräftiges Grün aus purem Hennapuder. Sadhus (Oberbegriff für heilige Männer, Mönche, die religiös und streng asketisch leben) weihen die Farben vor dem Gebrauch am Altar. Die Farben sollen den Menschen in der Menge Segenswünsche überbringen. Viele Inder sind davon überzeugt, dass das Pulver den Organismus schützt, wenn sich zum Ende des Winters die Energiespeicher leeren.

Kurkuma und die Homöopathie

Wer in Deutschland in der Apotheke Kurkuma als homöopathisches Mittel verlangt, bekommt nur die niedrigen Potenzen D1 bis D4 und die Urtinktur. Kurkuma ist nur in wenigen Homöopathie-Büchern erwähnt – und das auch nur ganz kurz mit der Indikation Förderung der Gallenfunktion sowie dyspeptische Beschwerden.

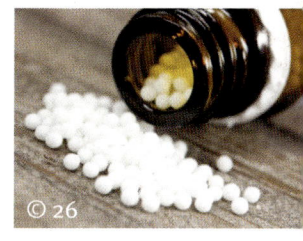
© 26

Bei der enormen Heilwirkung der Wunderknolle ist es nicht ganz nachzuvollziehen, dass es keine größeren Arzneimittelprüfungen für Kurkuma auf der geistig-seelisch-spirituellen Ebene vorliegen.

Wer die „große Homöopathie" mit den Hochpotenzen (mit C 1000, LM-Potenzen usw.) von Kurkuma sucht, wird z. B. in Österreich fündig (www.remedia.at), allerdings gibt es auch hier (noch) keine weiterführende Literatur.

Das Geheimnis der Kurkuma

Gott ruht in den Steinen,
Gott schläft in den Pflanzen,
Gott träumt im Tier
und schließlich erwacht er
in einem „erleuchteten" Menschen.

Rabindranath Tagore (indischer Dichter)

Wissenschaftler haben Kurkuma bis ins Kleinste erforscht. Und doch fehlt bei dieser beeindruckenden Zahl von Studien noch die andere Seite der Pflanze, die der rationale Verstand und die besten Hightech-Untersuchungen nicht zu greifen vermögen. Es ist die geistig-spirituelle Seite der Pflanze, die sich jeglicher „Überprüfung" entzieht.

Was genau ist hier wirklich am Werk? Eine Art höhere Intelligenz in der Natur scheint diese Wirkstoffe zunächst einmal zu entwickeln und dann zur Heilung zu aktivieren. Obwohl sich der moderne „aufgeklärte" Mensch für „Esoterik" (wörtlich „dem inneren Bereich zugehörig") nur selten interessiert und oft nur das gelten lässt, was man belegen kann, wirkt sie dennoch in uns – die Seele der Kurkuma. Ziel einer ganzheitlichen Heilung ist also nicht nur das Verschwinden z. B. eines Tumors, sondern das Gesunden des ganzen Menschen auf allen Ebenen – körperlich, geistig, seelisch und spirituell.

Die alten Weisen in Indien und die Schamanen haben ihr Wissen über die Pflanzen zunächst einmal von den Pflanzen selbst erfahren. Die Quelle scheint eine Art „Urwissen für alle" zu sein, in das man sich nur einklinken kann, wenn man sich auf die innere Wahrnehmung einlässt. Manche nennen es „morpho-genetisches Feld", manche „HerzIntelligenz" (vgl. S. 87).

In heiliger Stimmung erfahren

Die alten indischen Rishis (Seher) empfingen ihr Wissen, indem sie sich in eine heilige Stimmung versetzten. Das Wissen wurde ihnen quasi eingegeben. Es sprach durch sie in einer imaginativen Sprache. „Sie gossen gleichsam ihr Wissen von Seele zu Seele, indem sie vollsaftige Bilder sprachen", so heißt es.

Pflanzenschamanen gehen meditierend in die Natur (manchmal jahrelang). Sie schweigen und hören – und irgendwann beginnen die Pflanzen zu ihnen zu sprechen. Und sie erzählen dem Menschen, was sie für ihn tun können und was nicht. Und derjenige, der zuhört, versteht, vertraut und wendet dies an. In anderen Kulturen erfuhren die Menschen durch die stille Beobachtung der Natur von der Heilkraft der Pflanzen.

Der Ethnobotaniker Prof. Wolf-Dieter Storl beschreibt in seinem Buch *Die Seele der Pflanzen – die geistig-seelischen Dimensionen der Pflanzen*: „Pflanzen sind wirklich mehr als sie uns scheinen. Pflanzen sind Vermittler zwischen der dunklen, feuchten Erde und der lichten Himmelswelt, zwischen dem unbelebten Mineral- und dem beseelten Tierreich. Sie sind ‚sinnliche-übersinnliche' Wesen. Sie stehen mit einem Fuß in der jenseitigen, mit dem anderen in der hiesigen Welt, und sie vermitteln zwischen den beiden. Sie sind heile Wesen. Und weil sie heil sind, können sie auch uns heilen, unsere leidenden Leiber wie auch unsere verwundeten Seelen."

Schamanische Erkenntnisse

Schamanen können durch gewisse Trance-Techniken (Trommeln, Tanzen) in die jenseitigen Dimensionen reisen, wo sich die nicht verkörperten Geistwesen wie Naturgeister befinden. Durch diese Fähigkeit, aus dem alltäglichen Bewusstsein herauszutreten, können sie beispielsweise mit den Geistwesen von Pflanzen kommunizieren und dabei Botschaften über ihre Heilkräfte empfangen. Angesprochen wird bei solchen Riten nicht die einzelne Pflanze, sondern der Archetypus der jeweiligen Pflanzenart. Die Inder rechnen die Pflanzenwesen zu den Devas, den lichthaften, freundlichen Göttern. Der Geist oder Deva einer Kurkuma etwa ist mit jeder anderen Kurkuma, die auf Erden wächst, geistig verbunden.

Da die Erkenntnisse über die geistig-spirituelle Wirkung der Kurkuma im Dunklen liegt, haben wir, einige schamanische Praktiker und ich, sozusagen als kleinen Feldversuch, eine kurze schamanische Reise zum Geist der Kurkuma unternommen und die Wurzel nach ihrer geistig-seelischen Wirkung befragt. Alle hatten wir ähnlich wunderbare Ergebnisse zur geistig-seelischen Wirkung der Heilwurzel, zum Beispiel:

– Gottes Licht, das im Dunklen wirkt
– Sie verstärkt das Gefühl der Einzigartigkeit eines jeden, gibt Mut für den eigenen Weg
– Sie schenkt Lebensfreude, die Bestand hat und anhält
– Verbundenheit in Liebe mit dem ganzen Kosmos
– Sie macht reine Liebe spürbar für die Menschen

Natürlich kann hier Genanntes keinen Anspruch auf Gültigkeit geben. Es soll vielmehr ein Anreiz sein, sich selbst einmal mit der Kurkuma und ihrer feinstofflichen Wirkung auseinanderzusetzen.

Jeder hat einen anderen Zugang zu Pflanzen – und doch gibt es Ähnlichkeiten, wie die HerzIntelligenz® weiß.

Die Intelligenz unseres Herzens

Unser Herz hat – nach aktuellen Erkenntnissen der Neurobiologie – eine wesentlich höhere Informationsverarbeitungskapazität als der Verstand. In Zahlen: Das elektrische Feld des Herzens ist bis zu 100-mal stärker als das des Gehirns und das magnetische Feld sogar bis zu 5000-mal größer als das des Gehirns. Das Herz wirkt weit über den eigenen Körper hinaus, es nimmt die Herzfrequenzen anderer Menschen (und Pflanzen) wahr und auch die Veränderungen im gesamten Umfeld und im Erdmagnetfeld.

Unser Herz „weiß" also viel mehr als unser Kopf. Es erhält sein Wissen aber nicht durch die Art, wie die Wissenschaft heute zu Erkenntnissen kommt. Öffnen wir unser Herz, dann gelangen wir in die Herzensweisheit, aus der die Dinge und auch Informationen aus einer anderen, erweiterten Sicht gesehen und erkannt werden können. Über unser Herz steuern wir sogar unser Gehirn. Konzentrieren wir uns auf die Kraft unseres Herzens, dann hat dies rundherum erfreuliche Auswirkungen auf unser gesamtes Leben und die Gesellschaft. (Buchtipp: *Gesundmacher Herz* von Markus Peters, ebenfalls erschienen im VAK Verlag)

Flüchtig ist sie, die Kurkuma. Der menschliche Körper kann sie fast nicht halten (sie wird sehr schlecht absorbiert), nur mit dem ätherischen Öl des Pfeffers und (anhaftendem) Fett kann man sie zum Verweilen bringen – um länger im Körper zu wirken.

Als Klon (synthetisiert) kann sie die Blut-Hirn-Schranke nicht überwinden. Kleidung mit Kurkumaflecken braucht man nur eine Weile in die Sonne zu legen, dann verschwinden die gelben Flecken. Es scheint, dass sich das Sonnenlicht die strahlende Kurkuma als Licht-Nahrung zurückholt. Sie riecht modrig und ist im Dunklen herangewachsen. Kein Wunder, dass sie zurück zum Licht strebt.

Die Gelbwurz spendet die Energie der göttlichen Mutter und verleiht Wohlstand. Sie ist ein wirksames Mittel, um die Chakren zu reinigen, und reinigt auch die Kanäle des subtilen Körpers.

(aus: Lad/Frawley: *Die ayurvedische Pflanzenheilkunde,* Edition Schangrila, 1987)

Ausblick

Der Wirkstoff Kurkumin ist in der Wissenschaft zum Star geworden, zumindest theoretisch. Mit der Praxis, also einer konsequenten Umsetzung in der Therapie und dem Einsatz von Kurkuma statt Medikamenten, wird es wohl noch dauern. Und das, obwohl die Inder es uns schon lange vormachen und durch ihren täglichen Konsum von Kurkuma (1–2 Gramm täglich) bei vielen Erkrankungen die weltweit niedrigsten Quoten haben. Obwohl die westliche Medizin schon lange weiß, dass die gelbe „Wurzeldoktorin" bei vielen Erkrankungen erstaunlich gut hilft, hängen diese wertvollen Erkenntnisse noch an unseren inneren Mauern der Gewohnheit fest. Der Versuch, die Kurkuma als synthetischen Wirkstoff zu entmystifizieren, ist bisher nicht gelungen.

Heute empfehlen nur wenige Mediziner den Verzehr von Kurkuma oder die Einnahme von Kurkumin zu medizinischen Zwecken. Was schade ist, denn anders als viele Produkte der Pharmaindustrie ist Kurkuma ungefährlich.

Wer sagt denn, dass man einen Darmtumor bei einem Menschen nur mit Bestrahlung und Chemotherapie in den Griff bekommen kann? Müssen einem wirklich erst die Haare ausfallen, um gesund zu werden? Dabei könnte eine Krebsbehandlung von Kurkuma oder Kurkumin maßgeblich unterstützt werden. Ein Schmerzpatient könnte statt chemischer Schmerzmittel mit vielen Nebenwirkungen einfach täglich ins Gewürzregal greifen. Ja, wenn das nur so einfach ginge.

Klar ist: Durch das Empfehlen eines Küchengewürzes oder von freiverkäuflichen Kräuterkapseln kann bei dem heutigen Gesundheits- und Wertesystem kein Arzt existieren. Die Geld-

quellen gehören der Pharmaindustrie. Hier ist dringendes Um-
denken angesagt – vor allem in der Gesundheitspolitik. Erinnern
wir uns an das alte China: Damals wurden die Ärzte nur solange
bezahlt, wie ihr Patient gesund war. Prävention als Maxime.
Wäre das nicht ein wundervoller, neuer Ansatz?

Alles Gute für Sie!
Ihre Bettina-Nicola Lindner

Literatur und Quellen

Auerswald, Ilse: „Kurkuma – die gelbe Heilwurzel", aus: *natur & heilen*, Ausgabe 10/2013

Bauhofer, Ulrich: *In Balance leben – wie wir trotz Stress mit unserer Energie richtig umgehen*, Südwest Verlag, 2013

Béliveau, Richard, Denis Gingras: *Krebszellen mögen keine Himbeeren – Nahrungsmittel gegen Krebs*, Goldmann 2010

Belotto, Susanne: „Kurkuma: Gegen jedes Leid ist ein Kraut gewachsen", aus: *Zeitenschrift* Nr. 74

Benson, Jonathan: „Die „heilige Pflanze" Kurkuma könnte mindestens 14 Medikamente überflüssig machen"; veröffentlicht 27.9.2013 auf *www.info.kopp-verlag.de*

Duke, James A.: *Heilende Nahrungsmittel*, Goldmann, 2010

Hunkel, Karin: *Die Kraft der Farben*, GU-Verlag, 2000

Oberbeil, Klaus: *Kurkuma – Die heilende Kraft der Zauberknolle*, Heyne Verlag, 2012

Pollozek, Alexander, Dominik Behringer: *Die zeitlose Ayurveda-Küche, Heilkraft unserer Nahrung*, Narayana Verlag, 2012

Rätsch, Christian: *Enzyklopädie der psychoaktiven Pflanzen*, AT Verlag, 1998

Rätsch, Christian, Claudia Müller-Ebeling: *Lexikon der Liebesmittel*, AT Verlag, 2003

Rhyner, Hans-Heinrich, Birgit Frohn: *Heilpflanzen im Ayurveda*, AT Verlag, 2006

Rippe, Olaf, Margret Madejsky: *Die Kräuterkunde des Paracelsus*, AT Verlag, 2006

Schneider, Sylvia: *Wonnestunden aus 1001 Nacht – Gesundheit und Wohlbefinden aus dem Orient*, Mosaik bei Goldmann, 2006

Schuhbeck, Alfons: *Meine Reise in die Welt der Gewürze*, Verlag Zabert Sandmann, 2011

Schwarz, Aljoscha, Ronald Schweppe: *Heilen mit Gewürzen*, Delphi bei Droemer Knaur, 1997

Widner, Christian: *Kurkuma-Longa – Die heilige Pflanze Indiens*, CurcuWid-Verlag, 2013

Informationen im Internet

www.biokrebs.de
   Internetseite der Gesellschaft für Biologische Krebsabwehr e.V., ein unabhängiger Verein in Deutschland zur Unterstützung von Krebspatienten, Angehörigen und Therapeuten; Schwerpunkte sind eine „menschliche Medizin" und natürliche Heilverfahren

www.info.kopp-verlag.de/medizin-und-gesundheit/
   Internetseite des Kopp-Verlags mit Informationen über Gesundheit und natürliches Heilen mit internationalen Autoren

www.zentrum-der-gesundheit.de
   Schweizerisches Internetportal zum Thema Gesundheit, Ernährung und Naturheilkunde mit fundierten Informationen

www.wikipedia.org/wiki/Kurkuma
   Freies Onlinelexikon aus den USA, deutschsprachige Ausgabe

www.cancer.org
   Internetseite der Amerikanischen Krebsgesellschaft mit vielen Informationen und Serviceangeboten für Patienten und Angehörige

www.canceractive.com
> Krebsinformationsdienst für Patienten aus England mit vielen Informationen über traditionelle und alternative Krebstherapien

www.naturalnews.com
> US-amerikanische Nachrichtenseite des Netzwerks Natural News mit aktuellen Themen rund um natürliche Gesundheit und wissenschaftliche Erkenntnisse

www.nature.com
> Internetseite zum Thema Naturmedizin aus Großbritannien zu den Themen Biowissenschaften, Umwelt und Medizin

www.nih.gov
> Internetseite der National Instituts of Health aus den USA; NIH ist eine Organisation, die biomedizinische Forschung weltweit unterstützt; viele Forschungsberichte

www.wiki.yoga-vidya.de
> Deutsche Internetseite mit Informationen zu Yoga, Ayurveda, Gesundheit und Spiritualität

www.kurkuma-curcumin.de
> Deutsche Internetseite mit Informationen zu Kurkuma und Kurkumin

Informationen für Krebskranke

Gesellschaft für Biologische Krebsabwehr e. V.
Voßstraße 3
69117 Heidelberg
Tel. 06221/138020
Fax 06221-1380220
www.biokrebs.de

Über die Autorin

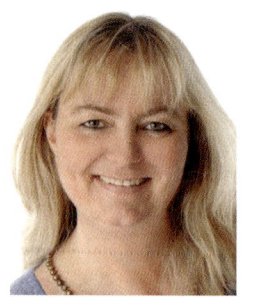 Bettina-Nicola Lindner hat Kommunikationswissenschaften und Psychologie studiert und eine Ausbildung zur Redakteurin bei der Würzburger *Main Post* absolviert.

Seit über 20 Jahren arbeitet sie als Journalistin und Autorin – vorwiegend im Gesundheitsbereich.

Ihre Themenschwerpunkte sind: Naturheilkunde, Ganzheitsmedizin, Prävention und spirituelles Heilen. Sie war sowohl Medizin-Redakteurin bei diversen großen Publikumszeitschriften als auch viele Jahre Chefredakteurin der Gesundheitszeitschriften *Heilpraxis Magazin* (D) und *natürlich GESUND* (Schweiz).

Die Gesundheitspraktikerin (BfG/DGAM) hat sich viele Jahre in ganzheitlichen Therapien fortgebildet (u. a. Heilpflanzen, Psychotherapie, Schamanismus, Focusing, Quantenheilung, Psychosomatische Energetik, Coaching) und wohnt heute in der Nähe von Freiburg.

Sie ist Autorin zahlreicher Artikel und mehrerer Bücher über natürliche Gesundheit

Dr. Frank Liebke:

MSM – eine Supersubstanz der Natur

Hilfe bei Schmerz, Entzündung und Allergie

Leseprobe: www.vakverlag.de

Eine gute Nachricht zum Thema Schmerz, Entzündung und Allergie: Mit der Super-Substanz MSM gibt es eine sanfte Lösung der Natur – nebenwirkungsfrei. MSM ist eine biologisch aktive, organische Verbindung aus geruchlosem Schwefelpulver, gehört in den Bereich der Mineralstoffe und Vitamine und zeigt in der Heilbehandlung eindrucksvolle Ergebnisse. Der Autor zeigt, warum MSM eine natürliche Alternative zu den Medikamenten der klassischen Medizin ist und wie es für die Ausleitung von Schwermetallen verwendet werden kann.
Ein Buch für alle Betroffenen und für Heilpraktiker.

88 Seiten, 10 Abbildungen, Paperback (15 x 21,5 cm)
Reihe VAK VITAL: ISBN 978-3-86731-118-2

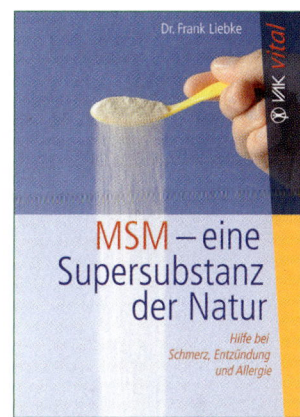

Dr. Josef Pies:

Olivenblatt-Extrakt

Rückbesinnung auf ein jahrtausendaltes Heilmittel

Leseprobe: www.vakverlag.de

Seit Jahrtausenden wird der Ölbaum im Mittelmeerraum intensiv kultiviert und sowohl für die Ernährung als auch zur Behandlung von Krankheiten genutzt. Während die positiven Eigenschaften der Frucht den meisten Menschen bekannt sind, blieb das Wissen über die gesundheitsstärkenden Eigenschaften der Olivenblätter bisher nur einem kleinen Kreis vorbehalten.
In den 1960-er Jahren begann man mit der systematischen wissenschaftlichen Erforschung der Inhaltsstoffe des Olivenblattes. Mittlerweile liegen sehr viele positive Erfahrungsberichte über seine Wirkung vor.

80 Seiten, mit 28 Fotos, Paperback (15 x 21,5 cm)
Reihe VAK VITAL: ISBN 978-3-86731-035-2

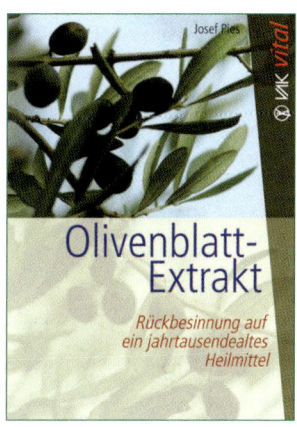

Bettina-Nicola Lindner:

Xylit – der ideale Zucker

Gesund für Zähne, Stoffwechsel und Immunabwehr

Leseprobe: www.vakverlag.de

Eine echte – und gesunde – Alternative zum herkömmlichen Zucker ist Xylit (Xylitol). Der aus Birkenrinde gewonnene Zuckerersatzstoff sieht aus wie Haushaltszucker und besitzt eine vergleichbare Süßkraft – und er hat sogar 40 % weniger Kalorien als Zucker!
Wird er verstoffwechselt, schüttet die Bauchspeicheldrüse kein Insulin aus, daher ist er bestens für Diabetiker geeignet. Zahlreiche Studien belegen außerdem seine kariesreduzierende Wirkung. Der kompakte Leitfaden enthält alle wichtigen Informationen über Vorkommen, Dosierung und gesundheitsfördernde Eingenschaften von Xylit.

96 Seiten, 24 Paperback (15 x 21,5 cm)
Reihe VAK VITAL: ISBN 978-3-86731-124-3

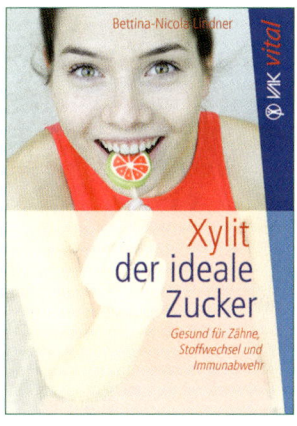

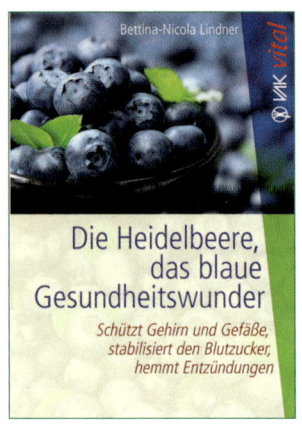

Bettina-Nicola Lindner:

Die Heidelbeere – das blaue Gesundheitswunder

Rundumschutz vor den Krankheiten unserer Zeit

Leseprobe: www.vakverlag.de

Heidelbeeren schmecken nicht nur gut, sondern sind auch außerordentlich gesund. Die enthaltenen Anthocyane, d.h. sekundäre Pflanzenstoffe, wirken entzündungshemmend und beugen Ablagerungen in den Blutgefäßen vor. Sogar bei neurodegenerativen Erkrankungen hilft die kleine Beere: Mit ihrer positiven Wirkung auf die „Glücksbotenstoffe" Dopamin und Serotonin unterstützt sie den Gehirnstoffwechsel. Hier finden Sie alle Informationen und neueste Forschungsergebnisse zu den gesundheitlichen Vorzügen des heimischen „Superfoods". Zahlreiche Rezepte runden den praktischen Ratgeber ab.

Reihe VITAL: 96 Seiten, vierfarbig, Paperback (15 x 21,5 cm)
ISBN 978-3-86731-180-9

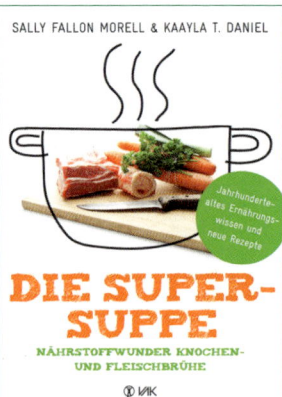

Sally Fallon Morell, Kaayla T. Daniel:

Die Super-Suppe

Schützt Gehirn und Gefäße, stabilisiert den Blutzucker, hemmt Entzündungen

Leseprobe: www.vakverlag.de

Traditionelle Knochen- und Fleischbrühen sind nicht nur lecker, sondern außerordentlich gesund. Steht die „Kraftbrühe" regelmäßig auf dem Speiseplan lindert sie nicht nur Erkältungskrankheiten und Infekte, sondern hilft auch bei chronischen Erkrankungen wie Osteoporose, Arthrose, Psoriasis, Sklerodermie und Erkrankungen des Magen-Darm-Traktes. Dafür sorgt ihr hoher Gehalt an Mineralstoffen und Aminosäuren, der sich günstig auf die Gesundheit von Knochen, Gelenken, Sehnen, Haut und Zähnen auswirkt.

352 Seiten, zahlreiche Abb., Klappenbroschur (17,5 x 24,5 cm)
ISBN 978-3-86731-173-1

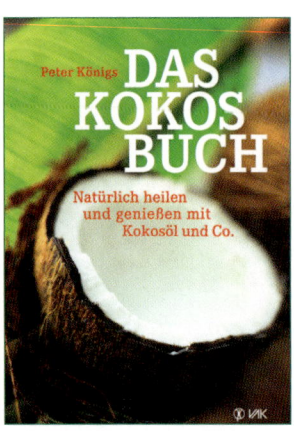

Peter Königs:

Das Kokosbuch

Natürlich heilen und genießen mit Kokosöl und Co.

Leseprobe: www.vakverlag.de

Kokosöl und Co. – wie Mehl, Milch, Flocken und Wasser aus der Kokosnuss – schmecken ausgesprochen gut und sind gesundheitsfördernd, immunstärkend und erleichtern das Abnehmen.
Der umfassende Ratgeber des erfahrenen Autors berücksichtigt aktuelle wissenschaftliche Studien, enthält alles Wissenswerte zum Thema Fettsäuren und erläutert verständlich, auf welche Gesundheitsprobleme Kokosöl sich positiv auswirkt. Mit vielen Rezepten, praktischen Tipps und einem Extrakapitel über die Ernährungsbehandlung bei Alzheimer.

176 Seiten, 67 Abbildungen, Paperback (16 x 22,5 cm)
ISBN 978-3-86731-127-4

Bestellen Sie unsere kostenlosen Kataloge unter: www.vakverlag.de